社交不安障害

自分の中の「社会恐怖」とどう向き合うか

IPT
Interpersonal Psychotherapy

水島広子
Hiroko Mizushima

対人関係療法でなおす

創元社

シリーズによせて

対人関係療法を専門にして、さまざまな病気を持つ多くの患者さんの回復に立ち会わせていただいてきました。これらの年月を振り返って実感していることは、対人関係療法とは、その医学的な治療効果が実証されているのみならず、患者さん、ご家族、そして治療者までもが「人間を好きになる」治療法だということです。

対人関係療法は、対人関係のストレスを解決する治療法であると同時に、対人関係の力を利用して病気を治す治療法でもあります。現代の日本には、まさに対人関係療法が有効だと思える領域がたくさんあります。そして、対人関係療法を通して、人と人とのつながりを育てていくことが、病気の治療を超えた意味を持つ時代になっていると思います。

目下、対人関係療法を行うことのできる治療者の養成を急速に進めておりますが、まだまだどこでも受けられる治療法ではありません。幸い、対人関係療法の考え方はとてもシンプルです。対人関係療法を受けられない患者さんや周囲の方にも、そのエッセンスを知っていただければ――そんな願いのもと立ち上げられたこのシリーズ、本書はその第二弾となります。

本書で扱う「人からどう見られるかが気になる」というテーマは社交不安障害という病気にとどまらず、まさに現代社会において広く共有されている悩みだと言えます。そして、対人関係療法の視点が必ず役に立つ領域の一つでしょう。

このシリーズでは、現代に生きる私たちが抱える心の病やストレスを対人関係療法的な視点から取り上げてゆき、回復への道筋を分かち合いたいと思っております。皆さまのお役に立つことを心から祈っております。

水島広子

カバーイラスト　勝山英幸
装丁／本文デザイン　長井究衡

対人関係療法でなおす　社交不安障害　＊目次＊

第Ⅱ部　社交不安障害に対する対人関係療法

対人関係療法でなおす　社交不安障害

はじめに

　私たちは人とかかわりながら生きています。そして、そのなかにはもちろん緊張や不安がありま す。「自分はちゃんとした人に見えているだろうか？」「自分はこの場に合ったふるまいができてい るだろうか？」「人は自分のことを変だと思っていないだろうか？」というような不安を感じたこ とがない、という人はほとんどいないと思います。少なくとも、自分の人生がかかったような重要 な局面では誰もが感じる不安でしょう。

　でも、そのような不安が、「人生がかかったような重要な局面」でなくても、日常生活のほとん どを支配してしまうというタイプの病気があります。それが、本書で述べる「社交不安障害」です。「社 会不安障害」「社交恐怖」「社会恐怖」とも呼ばれますが、いずれも全く同じ病気のことを意味しま す。人とのかかわりのなかでの不安が日常生活の全般におよんでしまうと、ふつうに暮らしていく ことすら難しくなります。まさに不安が生活を支配するような状態になり、ひきこもりという形に つながる人もいれば、職場不適応を起こす人もいます。そして何よりも、本来は人とのかかわりの中からえられるはずの満足や喜びが縁遠いものになってしまいますので、常に孤独を感じることになります。

社交不安障害は、実は「取り扱い注意」の病気です。なぜかと言うと、「誰もが感じるタイプの不安」の延長線上にあるものだからです。社交不安障害を持つ人の多くが、自分のことを「気にしすぎ」「自意識過剰」ととらえています。つまり、「自分」が気にしすぎている、自意識を強く持ちすぎている、というふうに考えているのです。「自分」はどこかおかしい、というのが社交不安障害の人の典型的な感じ方です。

でも、実際には、「自分」が気にしすぎているのではなく、社交不安障害という「病気」にかかっていて、その病気の「症状」が対人不安なのです。インフルエンザで高熱が出たときに、「自分」は体温が高すぎると感じる人はいないでしょう。病気の「症状」として高熱が出ていることを知っているからです。社交不安障害における不安も、実はインフルエンザの高熱と同じ性質のものです。同じ病気であっても、インフルエンザとは異なり、社交不安障害は、治していこうとしない限りなかなか治らない病気です。本文で述べますが、病気そのものが、放置すると悪循環に陥る構造になっているからです。でも、反対に言えば、治していこうと思えば治せる病気なのです。治していくためには、まず、「病気」として認識し、どんな病気であるかをきちんと学んでいく必要があります。「気にしすぎ」「自意識過剰」と、自分の性質のように思っている限り、治らないのです。

「病気」として見るか、「自分の性質」として見るか、という違いをわかりやすくするために、社交不安障害を「人」であるかのように考えてみましょう。どういうふうに考えるのかというと、頑固で自己中心的で、ネガティブな側面ばかりを誇張する「社交不安障害」という人が自分の邪魔ばかりしている、というふうに考えてみるのです。たとえば、人と話をしようとするときに、「お前の話し方は変だぞ」「相手はお前のことをバカだと思っているぞ」「お前はおどおどしているぞ」「お前の声を見てみろ。ひどくふるえているじゃないか。恥ずかしいことだぞ」「お前は、全く空気が読めていないぞ」「お前みたいな恥ずかしい人間は、人づき合いする価値がないぞ」……というように「社交不安障害」が耳元でささやき続けるのです。たまったものではありませんね。ところが、「自分の話し方が変だと思う」「相手は自分のことをバカだと思っていると思う」「自分がおどおどしていると思う」「声がふるえるのが恥ずかしいことだと思う」「空気が読めていない」「恥ずかしい人間は価値がない」という感じ方は、すべて、「社交不安障害」の症状として現れるものであり、「社交不安障害」が引き起こしていることなのです。「社交不安障害」は、自らが引き起こしている問題を、患者さんのせいであるかのように見せることが得意です。患者さんは「社交不安障害」の言いなりになってしまっており、本当に自分が悪いかのように感じています。でも、実は患者さんは、「社交不安障害」の被害者なのです。

こうやって考えてみると、「社交不安障害」との縁は切ったほうがよさそうです。つき合っていても何もえることがないからです。「もう、社交不安障害のせいで可能性を制限されるのはこりごりだ。社交不安障害のせいで、自分がだめな人間であるかのように思いこみ続けるのはこりごりだ」

というふうに伝え、別れてみましょう。「社交不安障害」は、「何を言っているんだ。私たちは一体のもので、離れることなんてできないんだよ」と言うでしょう。「社交不安障害」には説得力がありますので、それを信じそうになるでしょう。でも、実際には、離れることはできるのです。「社交不安障害」はなかなかしつこいですから、急に切り離すようなことはできませんが、まずはある程度距離をおいて客観視してみます。すると、いつも「社交不安障害」のどのようなトリックに騙されてきたのかをだんだんと理解していくことができるでしょう。本当は自分にはもっといろいろなことをする能力があるのに、あたかも能力がないかのように思い込ませるのが「社交不安障害」は本当に上手なのです。そんな「社交不安障害」のトリックを見破ることができれば、絶縁することはできなくても、大した影響のないちっぽけな存在にしていくことができます。

本書では、「社交不安障害」という病気のトリックを一緒に学んでいきます。「社交不安障害」に支配される日々に終止符を打って、自分が人生の主人公になるためには、まず「社交不安障害」について正確に知る必要があります。正確に知ってみれば、何のことはない、単なる病気にすぎず、自分の人生を支配させるような大物ではないということがわかると思います。

ご自分が「社交不安障害」という病気なのかどうかがわからない、という方も多くいらっしゃるでしょう。「自分の場合は病気ではなくて単なる気にしすぎだ」と思われる方にも、ぜひ本書をお読みいただきたいと思います。ご自分が社交不安障害という病気であることに気づくかもしれませんし、そうでなくても何かしらお役に立つ内容があるはずです。

本書を通して、ひとりでも多くの方が「社交不安障害」による支配から解放されて本当のご自分が持つ力に触れられることを心から祈っております。

第Ⅰ部

社交不安障害という病気を知る

第1章　社交不安障害とは

「不安」という感情の存在意義

生まれてから今までに一度も不安を感じたことがない、という人はいないと思いますが、不安は人間に自然に備わった感情です。決して愉快な感情ではないので、「不安を感じなければよいのに」と思うこともありますが、どんな感情にも存在意義があります。不安という感情の場合、それは、「安全かどうかわからない」ということを自分に知らせてくれて、安全確保のための機会を与えてくれるというものです。

たとえば、目隠しをして知らないところを歩いている、という状況を想像してください。そんなときには、とても強い不安を感じるでしょう。すぐ先が崖になっているかもしれないし、どんなに危険なことが待っているかわからないからです。不安を感じるから、足がすくみます。前進するとしても、おそるおそる、安全を確認しながら進むことになるでしょう。

この状況で不安を感じないとしたら、どうでしょうか。何の不安も感じずにどんどん歩いてしまったら、本当に危険な目に遭《あ》うかもしれません。

こうして考えてみると、不安は一種の自己防御能力であるということがわかります。不安だけでなく、全ての感情が実は合理的に人間に備わったものなのだと思いますが、不安の場合は「安全の確保」が一番の存在意義であると言えます。

不安を感じることそのものは、異常であるどころか、人間に与えられた力であると考えることができるのです。

不安障害という病気

本書で述べる社交不安障害は「不安障害」の一種です。不安障害として分類される病気には、他に、パニック障害、全般性不安障害、強迫性障害、ＰＴＳＤ*（心的外傷後ストレス障害）などがあります。不安障害は、その主な症状が不安であることから分類されているグループです。前述したように不安そのものは「安全の確保」のために人間に備わった自然な感情ですので、不安が「症状」

＊ Post-Traumatic Stress Disorder

というとやや妙な感じがするかもしれません。でも、その「妙な感じ」に、これらの病気を考えていくヒントがあります。

不安障害のときに感じる不安は、「人間として理解できる不安だけれども、程度が強すぎて苦しいもの」であると言えます。「間もなく宇宙人が地球侵略してくるから心配だ」というように突拍子もないテーマではなく、あくまでも常識的に了解可能な不安です。たとえば強迫性障害の患者さんで、「手が汚れているのではないか」と思って繰り返し手を洗い生活が大きく障害される人がいます。手を清潔にするために洗うことは必要な行為ですし、確かに手は洗った直後から雑菌にさらされるわけですから、「手が汚れているのではないか」という不安そのものは突拍子のないことではありません。あるいは、パニック障害の人が渋滞した道路を運転しながらふと「ここで心臓発作が起こったらどうしよう」という思いにとりつかれて不安になるのも、「確かにそんなことが起こったら困りますよね」と理解できる不安です。いずれの場合も、不安そのものの内容が異常なのではなく、「確かにその通りなのだけれども、いくら何でもそこまで気にしていたら生活が成り立たなくなってしまう」というところに特徴があります。

本来自分を守るために備わった感情が強くなりすぎて自分を苦しめる結果になる、ということをたとえて言えば、自宅を守るために雇用した警備員が、警戒過剰になってしまい、本来自宅に来てほしい人すら追い返すようになってしまった、というような状態です。こうなると、会いたい人に会えず困ったことになってしまいます。警備員の言い分である「でも、他人である以上、１００％

安全だと言えるのか」というのはその通りなのですが、「いくら何でもそこまで疑っていたら生活が成り立たなくなってしまう」というのがふつうの感覚だと思います。不安障害のときに感じる不安も、ちょうどそんな感じです。

不安障害のもうひとつの重要な特徴は、「不安」そのものに不安になっている、という二重構造です。もともとは何かに対して感じた「不安」であるはずなのですが、「不安」そのものに対して不安になってしまうのです。

典型的な例は、パニック障害です。パニック障害の発症のきっかけは最初のパニック発作です。パニック発作は、心身のコンディションが悪いときには、どんな人にも起こりうるものです。たとえば、本当に身動きのとれない満員電車のなかで具合が悪くなり、「具合が悪いのに降りることができない。どうしよう」という不安が強まって最初のパニック発作が起こる、ということがあります。パニック発作を起こすと、呼吸が苦しくなり、心臓もドキドキして、自分は本当に死んでしまうのではないか、とすら思うものです。すると、もともと不安が強い状態になっていますから、パニック発作自体に不安を抱き、「またパニック発作が起こったらどうしよう」という点に不安の対象が移っていきます。つまり、自らの「不安（パニック発作）」に不安を抱き、それが次の不安につながり、その不安に対して不安を抱く、という悪循環が成立してしまうのです。こうなってしまうと、本来何が不安だったのかという客観的な見方がだんだんできなくなり、「何だかわからないけれども、とにかく不安」という状態になってきます。すると、不安本来の存在意義である「安全の確保」が正常に機能しなくなり、不安が単なる苦しみになってしまうのです。

以上をまとめると、不安という感情そのものは正常かつ必要なものであるけれども、

（1）その程度が過度に強くなること

（2）不安に対して不安を抱くという悪循環が成立すること

が不安障害という病気の特徴であると言えます。

社交不安障害（社会不安障害）とは

まず、次の項目のなかに該当するものがあるかどうかを見てみてください。

- 人前で自分が何かを言ったり行ったりすることによって恥ずかしい思いをするのではないかという強い恐怖がある。
- 失敗することや、人から見られること、評価を下されることがいつもとてもこわい。
- 恥ずかしい思いをするのではないかという恐怖のために、やりたいこともできないし、人と話をすることもできない。
- 人と会わなければならないときは、その前に何日間も何週間も悩む。
- 知らない人と一緒にいるときに、あるいはその前に、顔が赤くなったり、たくさん汗をかいたり、

ふるえたり、吐きそうになったりする。
- 学校行事や人前で話すような状況など、人とかかわる場を避けることが多い。
- 以上の恐怖を追い払うために飲酒することが多い。

どんな人でも、程度の強弱や時間の長短を問わなければ、これらの項目のひとつくらいは該当したことがあるのではないでしょうか。たとえば、自分のキャリアを左右するような重要な会議の前に「失敗するのではないか」「能力がないことを見破られるのではないか」と心配するのは正常なことです。また、予習をしていない授業で「先生に当てられたらどうしよう」とドキドキするのも正常なことです。ずっとあこがれてきた人とデートをする前には、何日間も悩んで、自分がどう見えるだろうかということばかりを考えるかもしれません。それらは正常な反応であり、病気ではありません。

むしろ、不安を感じるからこそ、必要な準備をする気にもなるわけですし、前述したように、不安の存在意義（「安全の確保」）はそこにあります。不安が健康な範囲で機能している限り、それはいわゆる「ポジティブなストレス」と言われるものになるでしょう。安全だけれども退屈な毎日を送るのではなく、適度な緊張に自分をさらすことが人生の刺激になると考えている人は多いと思います。

実は、先ほど挙げた項目は、米国保健研究所（ＮＩＨ）*が出している冊子に書かれているもので、

＊National Institutes of Health

社交不安障害（社交恐怖）を見つけるためのチェックリストです。該当する項目があったら社交不安障害かもしれない、というものです。

すでにお話ししたように、不安障害は不安の「質の問題」ではなく「程度の問題」です。ですから、これらの項目のどれかひとつがときどきあてはまるからと言って、社交不安障害だということではありません。社交不安障害という診断があてはまる人は、そのような不安が日常のほとんどの領域におよび、毎日続くというふうに考えていただくとわかりやすいと思います。つまり、自分のキャリアを左右するほど重要な会議でもないのに会議に対して強い不安を常に感じたり、予習をしてあって本当は正しい答えを知っているのに「先生に当てられたらどうしよう」とドキドキしたり、別にあこがれの人と会うわけでもないのに何日間も悩んで、自分がどう見えるだろうかということばかりを考えたり…という具合です。「正常な反応」とテーマは同じだけれども、程度があまりにも違うということがおわかりいただけるでしょうか。

そして、社交不安障害を持つ本人も、自分の不安が合理的なものではないということを自覚しています。*だからこそつらいのです。もしも心から自分の不安が妥当なものだと信じることができれば、社交不安障害特有の苦しみはなくなると思います。「不合理な不安にとらわれて社会生活に支障をきたしている自分についての情けなさ」も、社交不安障害の苦しみの重要な要素だからです。そんな自分を「弱い」「自意識過剰」「どこかおかしい」と感じてしまうのです。

ここで改めて、アメリカ精神医学会の診断基準（DSM‐Ⅳ‐TR）から、社交不安障害の重要

*子どもの場合は必ずしもそうとは言えません。48ページ参照

な部分をご紹介しましょう。一般向けにわかりやすく書き直してあります。

（１）よく知らない人たちを前にした状況や行為に対する著しく持続的な恐怖がある。自分が恥をかかされたり、恥ずかしい思いをしたりするような形で行動する（あるいは不安反応を呈す）ことを恐れる。
（２）（１）の状況にさらされると、ほとんど必ず不安反応が誘発される。
（３）自分の恐怖が過剰、または不合理であることを認識している。
（４）（１）の状況を回避しているか、強い不安または苦痛を感じながら耐え忍んでいる。
（５）（１）の状況の回避や苦痛のために、正常な生活が障害されているか、著しい苦痛を感じている。

（１）が社交不安障害の中心となる基準ですが、その核となるのは、恥ずかしい思いをすることや、自分が「弱い」「どこかおかしい」人間であることに他人が気づくのではないか、ということです。患者さんの多くは、「本当の自分」を知ったら、他人はきっと自分のことを嫌いになるだろうと思っています。他人が気づくのはもちろん自分の外面を通してですから、「自分がどう見えるか」をとても気にします。自分の身体や声がふるえていることに他人が気づくのではないかと恐れ、人前で話すのを避けることも多いです。人前で字を書いたり飲食したりするのを避ける人もいますが、それは手がふるえたりぎこちない食べ方をしたりするのを見破られて自分が「変な」人間であることが露見してしまうのを恐れてのことです。

(5)の、「正常な生活が障害されている」というのは、明らかに自分にとって必要なことやプラスだと思われるようなことでも、不安のために見送らざるをえないような状態だと考えてください。つまり、生活がかなりの程度不安によって制限されているということです。

(1)~(5)がすべてあてはまっており、それらの症状が他の原因(薬物など)によるものでなければ、社交不安障害である可能性はかなり高いでしょう。本当に「社交不安障害」という診断を下すには専門家による面接が必要ですが、診断を受けていなくても、自分が該当すると思われる方には、本書が何らかのお役に立つと思います。

どこからどこまでが社交不安障害かということについてはいろいろな議論があり、専門家の間でも決して意見が統一されているわけではありません。あくまでも本人の主観にもとづいて診断すれば、かなりの数の人が社交不安障害として診断されることになりますが、それについて批判的な人もいます。社交不安障害の有病率の研究も、どこからどこまでを「病気」として見るか、ということや、研究の方法(専門家が正確な面接をするのかどうか)によって、結果にかなりのばらつきがあります。

社交不安障害を広くとることについて懸念している人たちの言い分は理解できます。誰でも安易に病人扱いして薬を飲ませようとするのはけしからん、という意見にはもちろん賛成です。でも、本来病人扱いしないですむはずの人まで病人扱いすることを何よりも問題視する姿勢は、こと社交不安障害については、あまり適切だとは思いません。なぜかというと、社交不安障害の場合、「病気でない人が病気扱いされている数」よりも、「病気であるのに病気扱いされていない人の数」のほうが圧倒的に多いだろうと思うからです。それは、病気として知られていないということもありますが、それ以上に、「自分は病気だと思わない」という感じ方も社交不安障害の特徴だからです。自分は人間としてできそこないなのだ、と感じている人がとても多いのです。

ですから、病気を狭くとろうとする考え方は、社交不安障害とはあまり相性がよくないと言えます。もちろん、どんな病気でも診断は正確にすべきで、それは社交不安障害も例外ではありません。私も直接拝見して社交不安障害の診断基準を満たさないと思う方にはそう伝えます。でも、本書では、診断を受けに足を伸ばせない方（後述しますが、社交不安障害の場合は、そういう方が多いのです）も十分に意識して、あえて、社交不安障害を広くとる立場をとっていきます。そんな本書の目的は、何が「病気」かを明確にすることではなく、「病気」という考え方を採用することによってえられるメリットを活用することだと理解していただければ幸いです。

「全般性」社交不安障害と「限局性（非全般性）」社交不安障害

社交不安障害は、「全般性」社交不安障害と「限局性（非全般性）」社交不安障害とに分けられます。前者は、人とかかわるほとんどの状況を恐怖する状態です。外国の研究からは、社交不安障害で治療を求める人の八〜九割が全般性の社交不安障害であることが知られています。全般性社交不安障害の人の症状は持続しやすく、他の病気（うつ病やアルコール乱用など）と併存しやすいです。また、社会的な機能が著しく低下するので、生活が成り立たなくなり、受診せざるをえなくなるということでしょう。

一方、「限局性（非全般性）」と呼ばれるタイプの社交不安障害もあり、たとえば「人前で話をする」などという特定の状況だけに恐怖を抱き、それ以外ではふつうにしているという特徴があります。特定の状況以外では全くふつうなので、ちょっと見ただけではその人が社交不安障害を持っていることに気づかないと思います。不安の対象が限定されているという点では、全般性社交不安障害の人に比べると生活の質はまだ保たれていると言えますが、特定の状況に対する恐怖が持続し苦しみをもたらすという点では変わりません。限局性（非全般性）だから病気ではない、ということではないのです。

本書では、主に全般性社交不安障害の人を念頭に置いて話を進めていきますが、もちろん限局性（非全般性）社交不安障害の人にも役立つと思います。

どんなふうに発症するか

社交不安障害は男性にも女性にも見られる病気です。地域の疫学調査では女性の方が多いという結果がえられていますが、治療を受けに来る人だけを見れば、男性の方が多いようです。社交不安障害は男女どちらにとっても苦しいものですが、「不安を感じるなんて女々《めめ》しいこと」という価値観を持つ男性の場合には、症状の意味づけがさらに重いものになるのかもしれません。

社交不安障害は、不安障害のなかでもっとも多く見られるものです。どこまでを「障害」と呼ぶかによって一般人口における病気の割合は変わりますが、今まで米国で行われてきた調査からは、一生のうちのどこかの時点で社交不安障害になる人は一般人口の13％にのぼるとも言われています。13％[1]というのは、ＮＣＳ（national comorbidity study）という全国規模の併存症調査においてえられた数値ですが、「障害」の定義を広くとったものだと思われます。この調査結果を、臨床的に見ても病気だと思われるものに絞り込む研究[2]がその後行われ、一年間で見たときの有病率は十八～五十四歳の成人のうち３・７％と推定されています。絞り込む前（７・４％）の約半分になっていますが、いずれにしてもかなり多くの人にとってかかわりのある病気であることがわかります。

また、社交不安障害を持つ人の家族には、そうでない家族よりも社交不安障害が生じやすいということが知られています。この傾向は特に全般性の社交不安障害において強く見られます。しかし、これをもって「社交不安障害は遺伝する」と言い切ることはできません。社交不安障害を持つ親は、不安の強い育児をする傾向にあるため、子どもが社交不安障害になったからと言って、それが遺伝によるものなのか生育環境によるものなのかはわからないのです。また、社交不安障害の人の親は社交不安障害以外の不安障害を持っていることも多く、「社交不安障害」という病気そのものが遺伝するというよりも、不安障害になりやすい気質が遺伝するのかもしれません。気質と言えば、社交不安障害は「回避性パーソナリティ障害*」と質的に違いがなく、回避性パーソナリティ障害は、全般性の社交不安障害のより重度な形であるという見方もあります。これらの背景からは、社交不安障害はある程度の「素質」のもとに現れるものではあるけれども、他の病気と同じく、すべてが「素質」で決まるものではなく、環境との相互作用のなかで発症するものだと考えられます。社交不安障害を持つ人の場合、その子どもも社交不安障害になりやすい可能性はありますが、そうだからこそ、本書に述べるようなことに注意して育てていく、という考え方もできます。

社交不安障害は、典型的には十代なかばで発症します。より若い発症例もありますし、もっと後に発症する人もいます。人前で恥をかくような体験や、人から厳しく批判される体験など、明確なきっかけをもって突然発症することもありますが、徐々に始まったためにいつからと特定できないようなことも多いです。社交不安障害になるまでは比較的明るく社交的だったというタイプの場合は発症の時期が明確になることが多く、小さいころから内気だったというタイプの場合にはいつ発症したかを特定するのが難しいようです。

＊ネガティブな評価への過敏性、自己不全感、回避などを特徴とするパーソナリティ障害

社交不安障害がどれほど生活に悪影響を与えるか

社交不安障害によって、社会的・職業的にいろいろな支障をきたすことは多いです。たとえば、経済的に自立できない（他者とうまくかかわれないために定職につけない）、結婚率が低い、友人関係が少ないことなどと関連しています。また、生活の質は全般に低く、自殺したいと思う人もいますし、不安反応を身体の不調ではないかと考えて医療機関をひんぱんに受診したりする人もいます（受診にともなう人とのかかわりがこわくて、身体の不調におびえながらも受診できないという人もいます）。社会的ひきこもりになる人もいますし、そうでなくても対人関係はほとんどないという人も多いです。

人によっては、それほど顕著な障害を持っているように見えない人もいます。でも、定職についているとしても、就職面接に強い恐怖を持っているために本来の能力よりもずっと低い仕事に甘んじている場合もあります。もちろん、能力を発揮できない仕事につくこと自体には何の問題もないのですが、それを自らの価値観にもとづく選択としてやっているのか、本来望まないことなのに他の選択肢がないために否応なくやっているのか、というところには大きな違いがあります。あるいは、ふつうの人だったら転職を考えるようなひどい職場にいるのに、転職に必然的にともなう人とのやりとりへの不安があまりにも強いため、転職をせずにとどまっているということもあります。

これは恋愛関係や結婚生活についても同じで、本当は相手に不満を持っているのだけれども、他の人と新しい関係を始めるということがあまりにもこわいために、その関係にとどまり続けている人もいます。こういう人は一見すると社交不安障害には見えないでしょうが、「なぜこんなに有能な人がこの仕事をしているのだろう？」「なぜこんなにひどいパートナーと一緒にいるのだろう？」と考えていくと、そこには社交不安障害がある、というケースもあるのです。

治療をしないとどうなるか

治療をしないと、慢性の経過をとり、自然に回復する率は低いです。自然経過を追った研究によると、二年後の回復率はうつ病の場合80％、社交不安障害では20％だったということが示されています。また、同じ不安障害であるパニック障害との比較では、八年後にもまだパニック障害と診断された人は33％であったのに対し、八年後にも社交不安障害と診断された人は67％もいたということが示されています。[3] 自然経過のなかでは治りにくい病気であり、放置しておくと「一生もの」になりかねないということです。

心の病のなかには、治療をしなくても時間の経過のなかでよくなる病気もあります。また、思春期の一時的な混乱などは、むしろ放っておいたほうがよいこともあります。でも、社交不安障害については、放っておくことにプラスの意味はありません。なぜかというと、病気の症状と環境が悪循環にはまりこみやすいからです。社交不安障害のために人とのやりとりを回避してしまうと、ますます自信がなくなり、社交不安障害が悪化し、人とのやりとりをますます回避するようになる…という具合に、放っておくとどんどん悪循環に陥っていくのです。

なお、他の病気の人と比べると治療を求めることも少ないほうです。「治療を受けに行く」ということも、人とのやりとり（つまり、恐怖の対象）ですから、考えてみればあたりまえのことなのですが、このことがさらに「治る機会」を減じることになります。また、そもそも病気だとは思っておらず、性格的なものだと思っている人も多いわけですから、「治療を受けに行く」という発想がないかもしれません。

社交不安障害は、生活状況によって症状の強弱が変化することもあります（44ページ参照）。たとえば、社交的で面倒見のよい人と結婚することによって症状が気にならなくなったけれども、配偶者が亡くなったら再び症状が目立ってくるということもあります。あるいは、社会人になってから、人前で話す必要が出てきて初めて社交不安障害を発症するという場合もあります。つまり、「人とのかかわり方」は症状そのものであると同時に、症状を左右するものでもあるのです。これが、本書で述べる対人関係療法が有効である根拠のひとつとなります。

社交不安障害にともなう他の病気

社交不安障害は他の病気をともなうことも多いものです。

パニック障害など他の不安障害、うつ病、アルコールや薬物の乱用、摂食障害などを社交不安障害とともに持っている人もいますが、多くの場合、最初に発症しているのは社交不安障害の方です。アルコール・薬物の乱用や摂食障害などは、自分の不安を何とかしようとして始めた「自己治療」であることが多いのです。アルコールや薬物で不安をどうにかしようと思ったり、やせることで自信をつけようとしたりするわけです。もちろんこれらのことに治療効果はなく、むしろ逆効果で、結果としてはどちらもが治療の必要な病気として発展していくことになりがちです。実際に、うつ病やアルコール・薬物乱用、摂食障害の治療のために受診した人が、以前から続いている社交不安障害を持っていることがわかる、というケースも多いです。前述したように、社交不安障害だけでは治療を求める人が少ないということとも関連していると思います。

一見わかりにくい例としては、社交不安障害とパニック障害を両方とも持っているケースがあります。パニック障害とは、動悸、発汗、ふるえ、息苦しさ、窒息感、胸部不快感、めまいなどをともなうパニック発作（強い不安発作）が予期しないときに繰り返し起こり、また発作が起こったらどうしようという恐怖のために行動パターンが変わってしまう状態のことを言います。社交不安障害で起こる不安反応のなかにはパニック発作もあるため、それが社交不安障害によるものなのか、パニック障害によるものなのかがわかりにくいこともあります。考え方の整理としては、人とやりとりする状況（人前で話すなど）に際してのみパニック発作が起こるのであれば社交不安障害によるものであると言えます。つまり、パニック発作が起こるだろうと予期できる状況でのみ起こるということです。それ以外のときにも、予期しないときにパニック発作が起こるようであれば、それはパニック障害によるものであると言えるでしょう。社交不安障害の人はひとりでいるときにパニック発作を起こすことはほとんどありませんので、それも見分けるポイントになるでしょう。ただし、ひとりでいるときでも、「来週の会議でうまく話せるだろうか」などと未来のことを考えて不安を強く感じれば、パニック発作が起こります。その場合、「人とやりとりする状況について考えていた」ということがヒントになるでしょう。

うつ病は社交不安障害の人の約三分の一に起こると言われており、うつ病も併発すると生活はより難しくなると考えられます。対人関係療法はうつ病にも効果的な治療法ですので、どちらにも効果を示すことが期待できます。うつ病に対する対人関係療法については、本シリーズ前著『対人関係療法でなおす うつ病』をご参照ください。また、第４章で述べますが、対人関係療法だけでなく、抗うつ薬と認知行動療法のいずれも、社交不安障害にもうつ病にも効果があります。

社交不安障害の治療には意味がある

以上に見てきたように、社交不安障害は「単なる内気」とは違う、生活を明確に障害する病気です。でも、病気ということはわかっても、「素質」とも関係があり、こんなに慢性的な経過をたどるものが、果たして「治る病気」なのだろうか、という素朴な疑問を持たれると思います。その疑問は、もちろん全く的外れなものではありません。私の治療経験からも、社交不安障害が、ある日憑《つ》きものがとれたようにパッと治るような病気でないことはわかっています。だからと言って、「社交不安障害を治す」というのは無意味なスローガンではありません。ここで、本書を進めていくにあたって、社交不安障害の回復のイメージを共有しておきたいと思います。

社交不安障害は、複数の悪循環によって維持されている病気です。まず、人とのやりとりへの不安が、実際の対人関係場面での不安症状を増やすので、その経験からますます人とのやりとりを不安に思うようになる、という悪循環があります。また、社交不安障害の人は、不安のためにうまく振る舞えない自分のことを責めていますが、そうやって自責的になりストレスが高まると不安症状もひどくなり、そんな自分をますます責める、という悪循環があります。さらに、社交不安障害の人は、自分はできそこないで人から好かれないだろうと思っているので、自分の悩みなどをなかなか人に打ち明けません。その結果、人と親しくなれず、孤独感が高まり、やはり自分は人から好かれないと思う、という悪循環もあるのです。

このように複数の悪循環が成立し、日々社交不安障害のエネルギーを供給する構造になっているのです。このうちのひとつだけでも、悪循環を打ち破ることができれば、はかり知れないプラスの効果をもたらすことができます。

次章からは、社交不安障害のより中核的な特徴を学び、悪循環を理解していきます。そして、第Ⅱ部では、その悪循環を打ち破るための対人関係療法をご紹介していきます。

悪循環のひとつの特徴は、自分自身がコントロールを失っているというところにあります。もがけばもがくほど状況が悪くなるからです。そして、不安障害の辛さのひとつが、間違いなくこの「コントロールの喪失」にあります。私たちは事態をコントロールできないときにとても不安になるのです。

ですから、不安障害の治療の大きな目標が、「コントロールを取り戻す」ということになります。コントロールを取り戻すだけで、不安は大きく軽減します。結果はすぐに改善しなくても、このまま取り組んでいけばよくなるのだ、という感覚が持てることは明らかに安心につながるからです。

コントロールを取り戻すためには、自分に何が起こっているのかを正確に知ることと、実現可能な目標を立てることが大切です。このため、本書では、社交不安障害のときに起こっていることをよく理解していくとともに、治療目標を、「症状」という自分が直接コントロールできないものにはあえて置かず、「自分の力を感じる」ことを目指していきます。これなら、自分のコントロール下にあるからです。社交不安障害の人が今まで取り組んできた目標（とにかく症状さえなくなってくれれば）とは全く逆のアプローチだと思います。

回復のイメージは、「不安症状がきれいになくなる」というものではなく、「回復に向けての取り組みそのものが、自分の力を感じるプロセスになる」というイメージです。もちろん、自分の力を感じられるようになれば、その分不安症状も軽くなりますので、診断基準で定義されるような社交不安障害は治りますが、「結果」ではなく「プロセス」に満足を見いだせるようになったとき、社交不安障害は本質的に治ったと言えるでしょう。

✣まとめ　社交不安障害・社交恐怖・社会不安障害・社会恐怖

「社交不安」という用語はあんがいわかりにくいものです。少し学問的な話になりますが、アメリカ精神医学会の診断基準（ＤＳＭ－Ⅳ－ＴＲ）における social phobia (social anxiety disorder) は、２００２年に出された日本語訳では「社会恐怖（社会不安障害）」となっていますし、従来その名称で知られてきました。しかし、２００８年６月に日本精神神経学会が19年ぶりに改訂した精神神経学用語集（第６版）では「社交恐怖（社交不安）」という言葉が使われており、ＤＳＭ－Ⅳ－ＴＲも同じように訳語を変更することになりました。確かに、社交不安障害の実態は、人との間の「やりとり」や「ふるまい」に関する不安ですから、「社会」というよりは「人づきあい」のほうがより正確な言葉だと思います。また、「社会不安」と言うと、社会経済的な視点での「社会不安」と混同されるという問題もあります。「社交」という日本語は決して日常的だとは思いませんが、現時点ではこの訳語のほうが適切だということには私も賛成です。本書では、このような経緯もふまえ、「社交不安障害」という言葉を使っていきますが、今まで「社会不安障害」「社会恐怖」と呼ばれてきたものと同じ意味ですし、「社交恐怖」と呼ばれるものも同じことを意味します。なお、「恐怖」と「不安障害」という言葉がともに用いられているのは、社交不安障害の人がもともと「恐怖症」のなかにくくられていたという歴史によるものです。本書では、不安障害のひとつの社交不安障害という位置づけで、「社交不安障害」という言葉を用います。

第2章　社交不安障害の症状の特徴

回避か、忍耐か

社交不安障害では、不安の結果として起こるのは「回避」か「忍耐」かです。つまり、苦しい状況を可能な限り避け、どうしても避けられない場合はかなりの無理をして耐える、ということです。また、不安はその場で感じるだけでなく、実際の状況が起こるよりもずっと前から感じていることが多いものです。そのような、あらかじめ感じている不安を「予期不安」と呼びますが、予期不安が強いために「きっとうまくできない」という思いこみが強化されてしまい、実際の状況よりも難しいことだと思うようになってしまいます。

ハルナさんは、同僚の結婚式の招待を断りました。特に親友というわけでもなく、スピーチを頼まれていたわけでもありません。式の間、静かに存在を消していることくらいはできそうでした。でも、教会で行われる結婚式で、もしも花嫁のブーケが自分に飛んできたらどうしよう、と考えたら心配になったのです。独身である自分にブーケが飛んできて、それを受け取ってしまったら、全員の注目を浴びることになります。きっと何か反応しなければならないでしょう。そして、自分は間違いなく恥をかくだろう、と思いました。そのことを繰り返し考えているうちに、結婚式に出ることそのものがこわくなってしまい、結果としては断ってしまったのです。

ハルナさんが感じた不安（ブーケが自分に飛んできたらどうしよう）は、妄想的なものではありません。可能性は高くなくても、確かにありうることです。そして、ブーケを受け取ってしまったら、全員の注目を浴びることになるのも正しい予測でしょう。恥をかくこともあるかもしれません。同僚の結婚式に出席するにあたって、そのような可能性を考えること自体は病的なことではありません。でも、そのことを繰り返し考えてしまい、どんどん不安になり（予期不安）、結果として結婚式に出ることがこわくなり断ってしまった、というところにハルナさんの病気があります。同僚の結婚式に出席するということの社会的意義と、ブーケを受け取ったときに感じるであろう恥への恐怖が、本末転倒なバランスになってしまっているからです。

もちろんどんな人間でも、特に距離のある人間関係のなかでは何らかの不安を抱えながら暮らしていますし、ときにはあまりにも不安を強く感じるのでその場所を避けるというようなこともあります。そういう正常な不安と社交不安障害の違いがどこにあるのかというと、不安がどれほどその人の生活をさまたげているか、あるいはその人が不安にどれほど強い苦痛を感じているか、というところにあります。社交不安障害になると、回避すると明らかに問題が残りそうな状況ですら避ける、というような事態も起こってきます。結果として、回避が強すぎて事実上社会生活が送れなくなる（社会的ひきこもりになる）ことも少なくありません。どうしても避けられない状況は耐え忍ぶことになりますが、その際には、強い恐怖と「自分はだめだ」という無能感を感じ続けることになります。「やってみたらあんがい大丈夫だった」とすっきりするわけではないのです。

通常、不安という感情は、それを引き起こす状況を繰り返し経験することによって減じてきます。つまり、「慣れてくる」のです。「初心を忘れて失敗した」などと言われるのもそのひとつの形でしょう。最初の時には緊張してよく準備したのに、慣れてくると緊張すらしなくなってくる、ということなのです。全く緊張しなくなることはないとしても、多くの人が、繰り返し体験することによって不安を減じていくものです。

でも、社交不安障害になると、繰り返しによって不安が減じるということはあまりありません。むしろ、繰り返しによってますます不安に焦点が当たっていくようなこともあります。そこにこの病気のひとつの特徴があると言えます。第1章で述べましたが、不安そのものが不安になる、ということもその大きな理由です。「不安そのもの」とは、次に述べる不安反応のことです。

不安反応

恐怖する状況に直面すると、社交不安障害の人には「不安反応」と呼ばれる反応が起こります。まず、主観的な不安を感じます。その焦点は、

（1）他人にじろじろ見られるのではないか（観察されたりさらしものになったりするのではないか）

（2）恥をかいたり侮辱されたりする結果になるのではないか

ということです。

自分が何かバカなことを言ったり、うまく話せなくなってしまったり、固まってしまったり、大失敗をして評判を損ねたりするのではないかと想像することもあります。

つまり、社交不安障害の人の不安の本質を簡単に言うと、人からのネガティブな評価を恐れるということになります。「人から批判されるのではないか」と明確に自覚していることもあれば、単にあいまいな不安として感じていることも少なくありません。社交不安障害の人は一般に「自意識過剰」などと言われるものですが、ネガティブな評価という面でのみ敏感な「自意識」を持っていると言えます。そして、「自意識過剰」と言われることもひとつのネガティブな評価ですから、「自意識過剰」と言われないように、と自意識過剰になる…という悪循環に陥っています。

主観的な不安の他に、身体症状が起こることも多いです。たとえば、動悸、発汗、ふるえ、胃腸の不快感、下痢、筋肉の緊張、赤面、ほてり、足の冷感などです。身体症状の著しい例としては、先述したパニック発作（動悸や息苦しさなどが起こり、このまま頭がおかしくなるのではないか、本当に死ぬのではないかと思うような発作）が起こる人もいます。パニック発作だけでなく、身体症状は全般に、その状況における不安を増すことが多いです。「相手とのやりとりのなかで自分が恥ずかしいことをしてしまうのではないか。その結果として相手からネガティブな評価を受けるのではないか」という「本来の」不安以上に、「不安反応としての身体症状が他人に気づかれるのではないか。その結果として相手からネガティブな評価を受けるのではないか」という不安に焦点が当たることになります。何と言っても、身体症状は目に見えるものですし、基本的には自分でコントロールすることができません。ですから、社交不安障害の人が身体症状をとても気にするのも当然のことであると言えます。そして、一般に、不安反応を気にすればするほど、不安が強まり、不安反応そのものもひどくなる、という悪循環が成立します。

身体症状は、不安によって自律神経系のバランスが変わることで起こります。簡単に言えば、その状況を「危険」と認識したときに生物としての人間に起こる反応にすぎず、本来はその「危険」から逃れるために身体の機能を集中させるシフトなのです。身体症状そのものに病的な意味があるわけではありません。

ポイントは、その状況を「危険」と認識した、というところにあります。わかりやすくいうと、「危険」に対する不安反応そのものは適切だけれども、「危険」のセンサー（感知器）が少しずれてしまっている、という感じなのです。本当は危険ではない状況なのに「危険」というセンサーが働いてしまって、身体が「危険対応モード」になってしまうのです。

たとえて言えば、キッチンの火災報知器の調整がずれてしまって、ちょっと魚を焼いただけなのにサイレンが鳴るというような状況です。このときの修理方法としては、サイレンが鳴らないようにするのではなく、センサーを調整するはずです。本当の火事のときにサイレンが鳴らないと困るからです。社交不安障害も同じことであり、対人状況を「危険」と感じるセンサーを調整することが適切な対応になります。つまり、本当は危険でない状況に危険を感じなくなるにつれて、だんだんとおさまってくるのです。サイレン（不安反応）が修理を必要としているわけではない、と考えるとわかりやすいと思います。

なお、不安反応、特に身体症状はその状況をより危険なものに感じさせることが知られています。たとえば、人前で話そうとすると頭が真っ白になる、というような症状を持つ人は、「だから人前で話すことは恐ろしい」と思うのです。でも、キッチンの火災報知器にたとえてみれば、魚を焼いたらサイレンが鳴った、「だから今起こっていることは火事なのだ」と思っているのと同じことになります。繰り返しになりますが、調整すべきはセンサーのほうです。人前で話すことの「危険」度を、実際に試してみながら検証していけばよいのです。頭が真っ白になるのは、サイレンはこわれていないという証拠と考えるとよいかもしれません。ちなみに、なぜ頭が真っ白になるのかというと、おそらく、強すぎる不安の感情から心身を守るためなのではないかと思います。その状況に踏みとどまっているとストレスが強すぎるようなときに、よく頭は「真っ白」になります。そういう意味では、サイレンはこわれていないけれども、その発動のタイミングを決めているセンサーは調整が必要だということです。

環境によって位置づけが変わる病気

社交不安障害と診断されるためには、「不安のために著しく苦しんでいる」ということと「不安の結果として生活が障害されている」ということが必要ですので、「障害」になるかどうかは周囲の環境とも関係してきます。特に限局性（非全般性）の社交不安障害の人の場合は、その傾向が明らかです。たとえば、人前で話すことに恐怖を持っている人は、人前で話す必要のない仕事を選んでいれば病気としての社交不安障害を発症しないかもしれません。逆に、それまで有能だった会社員が、毎週のスタッフ・ミーティングの責任者になったことによって社交不安障害を発症することもあります。

全般性の社交不安障害の場合ですら、病気を理解するために周囲の環境について知ることは重要です。小さな町で育ち、成人してからも同じ町できょうだいや幼なじみとの親しい関係を持って暮らしている人は、ふだんは自分の社交不安に悩むことはあまりなく、恐怖がとても強い場合にのみ問題を抱えることになるでしょう。同じ町の出身でも、大都市に出て大きな大学に行った人は、ちょっとした状況でも問題が起こってくるかもしれません。

人によっては、ある時期、社交不安障害の症状がほとんど気にならなかったと言う人もいます。たとえば、社交的な部分を担《にな》ってくれる人と結婚している間は自分の社交不安に向き合わなくてもよかったけれども、配偶者が亡くなって自分自身が社会に直面せざるをえなくなると社交不安障害が強く出てくる場合もあります。留学のような新しい状況において症状を悪化させる人もいますが、逆に、次のタロウさんのようなケースもあります。

タロウさんは、高校時代に発症した社交不安障害を持っていました。大学の途中でアメリカに留学したのですが、その期間はほとんど不安に苦しむことがありませんでした。英語は決して得意でなかったというのに、です。なぜかということを考えてもらうと、アメリカでは日本のように「○○という行動をとると××と思われる」という常識が通用しないと思ったことと、とにかくコミュニケーションしていかないと生き残れないので、相手に伝えることだけを考えて必死でコミュニケーションしていたと言うのです。

タロウさんの社交不安障害は日本に帰国すると同時にひどくなりました。「とにかく伝えること」に意識がいっていたアメリカ時代と違って、「自分がどう見られるか」に意識が戻ってしまったからでした。

もちろん、タロウさんのようなパターンは、対人関係療法では大きなヒントになりますし、治療のなかで生かしていくことができます（86ページ参照）。

社交不安障害と「内気」の境界線

よく知らない人がいる状況であがったり内気になったりすることは、ごくふつうに見られることです。そのことがその人の人生を振り回すほどの問題になっていたり、本人の苦痛がよほど著しかったりする場合を除いては、社交不安障害とは診断されません。

かなり内気であっても、あまり生活のさまたげになっていない人もいます。たとえば、裏方の仕事や技術職の仕事を選び、少数の親しい友達や家族とだけつきあっていたり、外向的な配偶者が温かく支えてくれていたりするような場合です。そのような人は自分が内気であることに気づいているかもしれませんが、深く悩んでいるわけではなく、自分は単にそういう人間なのだと受け入れていることでしょう。治療を求めようとはしないでしょうし、その必要もないと思います。前項で述べたように、社交不安障害の発症は環境とのかねあいで決まってくるところもあるのです。

一方、限局性の社交不安障害を持つ人のなかには、決して内気ではなく、不安の対象となっている特定の状況以外では外向的で、親しみやすく、自信を持っているような人も多いのです。そういう人は一見したところ社交不安障害とはわからないはずです。それなら苦しくないのかと言えばもちろんそんなことはなく、「外向的で、親しみやすく、自信を持っている」自分のイメージを崩さないように嘘に嘘を重ねなければならないことも多く、多大なエネルギーを使いますし、嘘に嘘を重ねている自分が情けなく感じ自己肯定感をどんどん低下させてしまうのです。

なお、子どもの場合は、よく知らない大人と接するときに社交不安を示すことはむしろふつうであり、子ども同士のときにもはっきりと社交不安が認められない限り社交不安障害とは診断されません。また、アメリカ精神医学会の診断基準（ＤＳＭ－Ⅳ－ＴＲ）では、十八歳未満の人の場合には、その症状が少なくとも六か月間続いていなければ社交不安障害とは診断しないということになっています。思春期とはいろいろな不安が揺れ動く時期であり、「自己」というものを意識するようになりながら大人になっていく時期だということを考えれば、納得のいく基準でしょう。

不安に対する本人の認識

社交不安障害を持つ本人は、少なくとも大人の場合、自分の恐怖が不合理なものであるということを頭では理解しているものです。頭ではわかっているのだけれども気持ちと身体がコントロールできない、というのが社交不安障害のときのイメージで、自分の恐怖が合理的なものだと本気で信じている場合には違う診断を考えたほうがよいでしょう。また、恐怖が客観的に見ても合理的だと思われる場合には、社交不安障害とは呼びません。たとえば、前述したように、予習していない授業で当てられることをこわがるというのは合理的な不安ですし、自分の職がかかっているような会議で他人の目が気になって緊張するのも合理的な不安です。また、吃音《きつおん》などの症状のある人が、「人前で話すと笑われるのではないか」と感じることは、症状に直接関係した合理的な不安であり、社交不安障害に特有の不合理な恐怖とは別のものです。

なお、子どもの社交不安障害の場合には、自分の恐怖が不合理なものだということを必ずしも認識しているわけではありません。

子どもの社交不安障害

大人と子どもの社交不安障害の違いは、自分の恐怖の不合理性を認識しているかどうかだけにあるわけではありません。子どもの場合は、他人とのかかわりを静かに避けるというのではなく、泣いたり、かんしゃくを起こしたり、固まってしまったり、親しい人にしがみついたり、という形で社交不安を表現することもありますし、全くしゃべらないというような形をとることもあります。大人は自分が社交不安を持っていることに気づいており、それを避けるにはどうしたらよいかということがわかっているのに対して、子どもはそれらがわからずにただ混乱していることがあるのです。また、子ども同士の遊びの輪に入らず、親しい大人の側にいようとしたりします。

子どもが社交不安障害であると診断するためには、親しい人とは親しくできること、大人が相手のときだけでなく子ども同士の場面でも社交不安が見られることを確認する必要があります。ある程度大きくなってからの発症であれば「できていたことができなくなった」というふうに気づきますが、小さいころの発症の場合には、その年ごろには通常できることができない、というふうに気づいていくしかありません。ただし、「その年ごろには通常できること」には個人差もありますので、専門家の判断を求める必要があるでしょう。

第3章　社交不安障害と対人関係のかかわり

社交不安障害の人の対人関係

社交不安障害の人の対人関係の本質には、「ネガティブな評価への恐怖」という特徴があります。もちろんネガティブな評価が好きな人などいないでしょうが、社交不安障害の人の対人関係は、「いかにしてネガティブな評価を避けるか」というテーマを中心に回っていると言っても過言ではありません。

ですから、対人関係の形としては、「人とのかかわりを避ける」「自分がネガティブな評価をされないように常に努力する」というスタイルが中心になります。後者の場合、いわゆる「いい人」を必死で演じるのですが、自己主張をすることもできないし、正当な不快感を表現することもできません。自己主張をしたり不快感を表現したりすることがなければ、それらが正当なものであるということを確認する機会もえられないため、自己肯定感はさらに低下します。そして、その結果としてさらにネガティブな評価を恐れる、という悪循環にはまっていくことになります。また、人とのかかわりを避け、かかわるとしても表面的な「いい人」にとどまって本質的な自己開示をしないため、親しい関係を作ることは事実上不可能になります。自己開示をしないので人と親しくなれないのですが、「親しい関係が作れない」という事実だけを見て「自分はやはり人から好かれないのだ」と思いこんでいる人も多いです。そして、「好かれない自分」を知られるとますますいやがられてしまうだろうと思い、自己開示をますますしなくなります。ここにもやはり悪循環があります。本来は安全確保のためにとったはずの戦略が、結果としては自分の安全を脅《おびや》かすことになっているのです。

人とのかかわりの避け方にはさまざまな形がありますが、たとえばまわりに人がいるときに常に携帯電話を操作している、などという形をとることもあります。何らかの「やること」があれば、人とかかわっていないことがそれほど目立たなくなるからです。いつでも忙しそうにしている、というのもそのひとつの形である場合があります。

試験など、他人に評価されるような機会を恐がることも多いです。試験を避けたり授業を避けたりする結果として、思ったように成績が上がらないことがあります。逆に、対人関係を避ける結果として勉強だけに没頭し、成績がよいという人もいます。仕事においても同様で、対人関係を避けることがマイナスの評価につながることが多いのですが、職種によってはむしろ仕事に没頭して成果が上がることもあります。そうは言っても、人づき合いを全くしないですむ仕事などほとんどありませんので、どこかの時点でつまずくことが多いです。たとえば、研究者として黙々と研究して成功したけれども、その結果として教授になって教室を代表して社交をしたり教室員の面倒を見たりしなければならない立場になると、仕事の性質が全く変わってしまいます。

より重症な例では、学校・仕事・友達づきあいなど社会生活そのものから引きこもってしまうこともありますし（社会的ひきこもり）、大変問題のある人間関係から逃れずにいることもあります。相手から虐待されているとしても、その相手と別れると新しい人間関係を作らなければならなくなるからです。自分の人権が侵害されていても社交不安に向き合うよりはましだというのが社交不安障害の人のバランス感覚なのです。どれほどつらい症状であるかが理解できると思います。

ネガティブな評価を避けることが生活の中心テーマになってしまう社交不安障害では当然のことだとも言えますが、自分の不安症状について親しい人にすら伝えていないことが多いものです。中学時代に発症した社交不安障害を持つある男性の母親は、彼にとって唯一の親しい人でしたが、その母親ですら息子の社交不安障害について打ち明けられたのは発症後十年もたってからでした。もともとネガティブな評価を恐れ、自分の社交不安を「おかしい」と感じている人たちにとって、それを他人に打ち明けるというのは大変ハードルが高いことなのです。

仲間との関係

社交不安障害の人は、子ども時代や思春期に仲間との満たされた関係を持っていたということが少ないものです。いじめられた、からかわれた、無視された、というような経験を持っている人は多いですし、友達がいないということで悩む人も多いです。もちろん、社交不安障害という病気になった結果として対人関係が希薄になる、ということも事実ですし、「自意識過剰」になった結果として自分が無視されていると感じることもあるでしょう。でも、ある研究からは、「拒絶」は社交不安障害の結果ではなく、きっかけになるということが示されており、いじめや無視など拒絶されるような体験が社交不安障害につながるということは事実なのだと思います。

ある患者さんは、高校時代に、クラス全員の前で、教師から屈辱的な形で叱責を受けました（虐待と呼べるレベルのものでした）。そのときに誰も助けてくれなかっただけでなく、それから皆が自分をあざ笑うようになったと言います。彼にとっては、それが社交不安障害の発症に明らかにつながったポイントでした。

思春期の場合、社交不安障害が「非行」につながるというケースもあります。次のマヤさんの例を見てください。

マヤさんは、高校時代、答えがわかっていても授業中に手を挙げなくなりました。実際に彼女は優秀だったのですが、何かおろかなことを言ってしまいクラスメイトに笑われたり教師に見放されたりするのが恐かったのです。彼女はもともと成績がよかったため、そんな態度が教師の目には「授業をバカにしている」というふうに映り、プライドが傷ついた教師はマヤさんのことを冷たく扱うようになりました。

そんなころ、マヤさんのさびしさや自信のなさを埋めるような形で優しくしてくれたクラスメイトがいました。実はそのクラスメイトは地元の非行グループに入っていました。マヤさんは、その「優しい」クラスメイトに誘われるがままにグループの一員になりました。そのクラスメイトとともに、マヤさんは不登校になり、いわゆる「非行少女」になりました。仲間に溶け込みたい、認めてもらいたい、という一心で、覚醒剤すら使ったのです。

マヤさんのようなケースを「非行少女」ではなく「社交不安障害」として見るには、ある程度の知識が必要でしょう。マヤさんの場合は、教師による拒絶以前に社交不安障害が発症していたようです。でも、周囲がもっと適切にかかわっていたら、覚醒剤を使用するところまでは進まなくてすんだかもしれません。

マヤさんの例のように、思春期の非行には、不安障害やうつ病など精神科の病気が背景にあることが多いものです。マヤさんの場合は居場所を求めてのことでしたが、「非行」という仮面をかぶってしまえば実際の自分を見せずにすむという理由で、非行を続ける社交不安障害の人もいます。

対人関係が社交不安障害に与える影響

「社交不安障害の症状が対人関係に影響を与える」ということは、この病気の性質ゆえに十分に注目されてきました。しかし、反対の方向である「対人関係がどのように社交不安障害に影響を与えるか」については十分に注目されてこなかったと思います。本書で述べる対人関係療法は、このふたつの方向性をどちらも重視する治療法です。

他の心の病と同じく、社交不安障害の原因は詳細にわかっているわけではありません。家族に社交不安障害の人がいると発症率がやや高くなるので、おそらく遺伝的な要因も多少はあると考えられています。また、もともとの性格（パーソナリティ）も関係します。そして、小さなころの人間関係も、自分がどんな人間かという感覚の基礎を作るものですから、影響はあるでしょう。私たちの記憶のなかにはいろいろなパターンが残っていて、何かをきっかけに社交不安を呼び起こすようなことが起こるのだと思います。おそらくこれらのいろいろなことが背景となって社交不安障害が起こってくるのだと考えられます。

そのなかで、対人関係という点に注目してみると、社交不安障害の人に多く見られるのは、とても批判的な人が身近なところにいた、というケースです。なかには、明らかな身体的虐待や性的虐待を受けたという人もいます。「批判的な人」は親であることが多いですが、配偶者や教師、上司などということもあります。批判的な人が身近にいることの問題は、社交不安障害の症状の中核である「ネガティブな評価がこわい」というテーマそのものにつながります。つまり、人とやりとりすると、その結果としてネガティブな評価を受けることが実際に多かったわけですから、人とのやりとりは危険だという結論に至るのも無理はないのです。

直接批判するのでなくても、「世間体」を気にする、という形をとる場合もあります。世間体をあれこれと気にする人が身近にいると、「○○したら恥ずかしいでしょう」「○○するなんて、人からどう思われるか」などという言葉を日常的に聞くことになり、これも社交不安障害の症状そのものと同じテーマということになります。

批判的な人たちが抱えている問題は、批判そのものの内容にあるだけではありません。根強い無力感を育てるということも問題です。たとえば批判的な親に何を言い返してもかえって怒られたり意地悪されたりしてしまうと、それも「自分が何かを言ってもネガティブな評価を受ける」という信念を強めることになります。

また、「世間体」タイプの場合、反論しても「でも世間の人は……」と言われてしまうのですが、「世間の人」という実体のない相手は、直接やりとりすることが不可能です。そういう人を引き合いに出して言いくるめられてしまうと、結局のところ対人関係はコントロールできない、という無能感が強まるのです。自分からの働きかけで関係性が変えられるという可能性など考えることもできず、ただただ「世間」という得体の知れないものを恐れて生きていくことになります。そして、その「世間」で自信を持ってふるまっている（かに見える）他人と、おびえて生きている自分は、人間としての本質的な価値が違うのだというふうに考えても不思議はありません。

この部分は、社交不安障害の方のご家族を責めるために書いているのではありません。「あんなふうに育てたからこうなった。どう責任をとるつもりだ」などと、変えられない過去を追及することが目的ではないのです。そうではなく、「現在変えられること」に注目するのが本書の趣旨です。そのことを少々ご説明しましょう。

社交不安障害の人は、自分は生まれながらにしてどこかおかしいのだと思っていることが多いものです。でも実際には、社交不安障害という「病気」を生まれながらにして発症しているわけではありません。もともとの性格などの「素質」はあるにしても、それがそのまま病気になるわけではないのです。病気は遺伝と環境の相互作用のなかで発症するものですから、その人が育った環境のなかで観察し経験してきた対人関係パターンが病気の発症に大きくかかわってきます。ところが、その対人関係パターンは、必ずしも社会全体に一般化できるものではないのです。確かに批判的な人はときどきいますが、そうではない人もたくさんいます。「何かを言えば批判される」というのは、社会生活を送っていく上で必ずしも常に正しいわけではないのです。

また、他人からの批判は、必ずしも受け入れなければならないものではありません。生育過程では親や目上の権威者の言うことは「受け入れなければならないもの」だったでしょうが、今は違うのです。自分に役に立つと思えば受け入れればよいし、自分に有害だと思えば受け入れなくてよいのです。それを決めるのは自分です。ネガティブな評価は、有害な側面のほうがずっと大きいでしょうから、受け入れなくても全くかまわないのです。また、ネガティブな評価をされたときに、「自分がその程度の人間だから」と、「自分の問題」としてとらえるのではなく、そんな言動しかとれない「相手の問題」としてとらえられるようになると、自分自身についての感じ方がだいぶ変わってきます。生育過程ですりこまれた対人関係パターンから脱する力がついてくるのです。

この部分を読んだ社交不安障害の人は、おそらく「そんなことができればすばらしいのだけれど、自分には無理だろう」と自信なく感じることでしょう。それは当然のことです。本を読んで簡単に変わるくらいならば、そもそも社交不安障害という診断もあてはまらないと思います。新しい対人関係パターンを身につけていくためには、繰り返し実践することが大切です。そのために必要なのが治療の場なのです。つまり、今までとは違うパターンの対人関係をより多く体験していくことが治療の主体になります。

第4章　社交不安障害に対する治療法

薬物療法

社交不安障害の治療としては薬物療法と精神療法のどちらもが効果的であることが示されています。薬物療法として主に用いられるのは抗うつ薬です。以前はモノアミン酸化酵素阻害薬（MAOI）*というタイプの抗うつ薬が有効であることが知られていましたが、より新しいタイプのセロトニン再取り込み阻害薬（SSRI）**などの抗うつ薬も効果的であることが示され、現在では標準的な薬として用いられています。その他、補助的に抗不安薬やβブロッカー（交感神経の一部を抑制する薬）が用いられることもありますが、治療効果を発揮する主体となるのは抗うつ薬で

* Monoamine Oxidase Inhibitor
** Selective Serotonin Reuptake Inhibitor

す。

社交不安障害の人がうつ病も同時に抱えていることは少なくありませんが、うつ病の症状を全く自覚していない人でも抗うつ薬を効果的に用いることができます。抗うつ薬はできるだけ十分な期間飲むことが重要で、社交不安障害の症状が「よくなった」と思ってからも一年間は服用したほうが再発を減らせると言われています。

薬物療法は効果が早いことにメリットがありますし、薬を飲める状況の人（妊娠や授乳をしていない、身体の病気などのため抗うつ薬を使えない状況にない）は試してみる価値があります。でも、どんな治療法であれ、すべての患者さんに適しているわけではありませんので、薬の効果が十分に出ない人もいます。また、服薬を中止すると症状が再発する患者さんも多いことが知られていますので、「完ぺきな治療法」というわけでもありません。できれば以下に述べる精神療法と組み合わせて用いることが望ましいです。

精神療法

認知行動療法（CBT）

社交不安障害に対してもっとも確立された精神療法としては認知行動療法（CBT）*が知られています。

＊Cognitive Behavioral Therapy

認知行動療法というのは、認知（ものごとのとらえ方）に焦点を当てた治療法である認知療法と、恐怖する状況に段階的に慣れていく行動療法を組み合わせた治療法です。

不安は感情ですが、その感情を生み出しているもととなっている考え（認知）があります。人が自分をチラリと見たときに、「この人は私ができそこないであることを見抜いているのではないか」ととらえれば当然不安になります。この際、問題は不安という感情ではなく、「この人は私ができそこないであることを見抜いているのではないか」というとらえ方のほうにあります。そういうとらえ方を生み出すもとには、さまざまな思いこみがあり、「自分は決して好かれない人間だ」というような自分についての思いこみもあれば、「人間はどんなときにも有能に見せないとバカにされる」という人間についての思いこみもあります。

そういう思いこみが強い人は、他人の言動をネガティブにとらえやすいものです。社交不安障害においては、そのような方向に基本的な認知が偏っていると言えます。不安という感情そのものに対処することはできなくても、その不安を生み出している考え（認知）は客観的に見つめることが可能です。いろいろな角度から認知を検証していくようなアプローチを認知療法と言います。

また、不安障害は、「ある状況では不安になるのが当然」ということに身体が慣れてしまっている状態だとも言えます。それを徐々に変化させていくのが行動療法的なアプローチです。たとえば、高所恐怖症の人に、少しずつ高いところに慣れてもらうことをイメージすればわかりやすいでしょう。そうやって段階的に恐怖の対象に慣れていくことを段階的曝露と呼びます。

この他、社交不安障害に対する認知行動療法でよく用いられるものにＳＳＴ＊（社会技能訓練）という技法があり、それは人との実際のやりとりの仕方をトレーニングしていくものです。

認知行動療法は多くの臨床試験で効果を示しており、治療を終えたあとでも薬物療法に比べると再発率が低いというデータがあります。社交不安障害に対する精神療法としては現在のところもっともスタンダードなものであると言えます。しかし、ほとんどの臨床試験で認知行動療法無効例が40％以上ありますので、万能の治療法というわけでもありません。

対人関係療法（ＩＰＴ＊＊）

本書で主に述べる対人関係療法は、現在進行中の重要な対人関係と病気の症状との関連に焦点を当てて治療をしていく期間限定の精神療法です。国際的には、認知行動療法と並んで、エビデンス・ベイストな（科学的根拠にもとづく）治療法の双璧をなしています。

一九六〇年代末から開発され、歴史的には認知行動療法と同じくらい古いのですが、科学的な効果検証を優先させたことと、中心的な創始者クラーマンが若くして亡くなったこともあり、一般への普及は認知行動療法よりも出遅れてしまいました。近年ではさまざまな領域に急速に広がりを見せていますが、社交不安障害に対しても認知行動療法と同様に効果があるということが示されてきています。

社交不安障害に対する対人関係療法は、個人療法とグループ療法というふたつの形で開発されて

＊ Social Skills Training
＊＊ Interpersonal Psychotherapy

います。対人関係療法が共通して採用する「医学モデル」（社交不安障害は治療可能な病気であるという認識）と温かい治療姿勢は、患者さんたちにとても好まれているようです。対人関係療法では、「現在の」対人関係に焦点を当て、社交不安障害という病気の症状がどのように現在の対人関係に影響を与えているか、そして現在の対人関係が社交不安障害にどのような影響を与えているか、というところに注目していきます。病気の原因が何であれ、現在の生活で何が起こっているのかを見ていくのです。

社交不安障害と対人関係には大きな関連がありますし（第3章）、そもそも、社交不安障害が「人とのやりとり」への不安を主体とすることから、対人関係療法を適用する領域としては妥当なものだと言えます。しかし、すべての患者さんがそれを簡単に認めるわけでもなく、「手のふるえこそが問題で、それさえなくなれば対人関係には困らない」と主張する人もいます。本書をお読みの方のなかにも、不安反応そのものが一義的な問題なのだと思っている方もおられるでしょう。もちろんそれが症状なのですから辛く感じられるのは当然ですし、「手がふるえるから対人関係に苦労している」ということもひとつの事実です。

しかし、社交不安障害という病気の本質は、決して手のふるえにあるわけではありません。すでに述べてきたように、病気の本質は「人前での不安→手がふるえる→手がふるえている自分はおかしいと思われるだろう→さらなる人前での不安→さらに手がふるえる」という悪循環にあるのです。このなかで、「人前での不安→手がふるえる」というところは、自律神経による反応であり、もっともコントロールできない領域です。それが簡単にコントロールできるものなら、こんなに多くの方が手のふるえに悩んでいないでしょう。

35ページで述べたように、社交不安障害の治療の目標は、コントロールを取り戻して自分の力を感じられるようになることです。自分の力を感じられれば、場合によっては手がふるえていても、「それがどうした」ということになるでしょう。自分の力を感じていくための治療が、対人関係療法だと思ってください。

第6章から、対人関係療法について詳しく述べていきます。不安障害に対する治療法なのに不安そのものに焦点を当てない、という点では「急がば回れ」とでも呼ぶべき、とてもユニークな治療法ですので、新たな可能性を見いだしていただくことができると思います。

第5章　自分には治療が効かないと思っている人へ

過去の治療を振り返ってみる

今までにいろいろな治療を受けてきたけれども、いずれもパッとしなかったという方も少なくないと思います。だからと言って、自分は治らないという結論に達するのは妥当ではありません。今まで受けてきた治療を少し振り返ってみてください。たとえば、次のような要素があったとしたら、治療は効かなかったのがむしろあたりまえかもしれません。

治療関係に安心できなかった

治療のなかには、比較的中立的な姿勢をとるものもあります。何かを話しても、治療者が多くを語ってくれず、沈黙を保っているようなタイプの治療です。このタイプの治療は、社交不安障害という病気とは相性がよくないと言えます。「人が自分をどう見るか」ということが不安な人にとって、「相手が何を考えているのかよくわからない」という状況は苦痛だからです。そして、それは「何を考えているのかよくわからない」というところから、「自分のことを変だと思っているのではないか」というところに容易に進んでしまいます。

あるいは、「誰でもそのくらいの不安は乗り越えているんだから」などと言われたことがあるとしたら、その治療者は社交不安障害を病気として見ていない証拠だと思います。本書をお読みいただければ、社交不安障害を病気として扱うことのメリットを理解していただけると思います。そして、そのような、病気と人格を混同するタイプの「治療」（病気として扱っていないのであれば本当は治療とも呼べないのですが）がプラスにならなかった理由も納得できるでしょう。

また、数は少ないかもしれませんが、ネガティブな評価を下すタイプの治療者に遭遇してしまったとしたら、それこそ病気のテーマを直撃しているわけですからかなりのダメージになりかねません。その治療者が実際にネガティブな評価を下していたのかどうかはわかりませんが、患者さん本人がそのように体験したのだとしたら、それは実際にネガティブな評価を下されたのと同じ効果を持つことになります。

治療関係のなかでこれらのことが起こってしまうと、その影響は大きいと思います。「本来自分を助けてくれるはずの立場の人にすら否定された」というふうにとらえれば、絶望的にもなります。過去の治療のなかで、自分がそのように感じたことがあったとしても、だから自分は治らないというわけではないのだということを認識してください。単に、社交不安障害という病気に合わない対応をされたということにすぎません。

なお、社交不安障害に有効であることがわかっている認知行動療法にしても対人関係療法にしても、温かい治療関係が基本になります。「認知行動療法」「対人関係療法」という名前で行われている治療であっても、批判されている感じがしたり、温かい安心感を抱けなかったりするようでしたら、名前倒れの治療である可能性がありますので、セカンドオピニオンを求めてもよいと思います。なお、「治療に安心できない」と治療者に言ったときに不機嫌になったりするような場合は、まず、名前倒れである可能性が高いです。

治療者に気を遣いすぎて本当のことが話せなかった

社交不安障害の人は、ネガティブな評価を避けることにエネルギーを使いますので、それは治療関係のなかでも現れうることになります。たとえば、治療者が言ったことが「ちょっと違うな」と感じたとしても、「そうですね」と同意してしまったり、できそうもないことを要求されても「わかりました。やってみます」と言ってしまったり、ということがありうるのです。

そういうパターンを続けていると、当然、治療は患者さんの現実から離れてしまいます。本当は気になっていることなのに気になっていないという前提で進められていく治療は、現実から離れて幻想の世界に入っていくわけですから、病気を治すだけの効果が上がるわけがありません。そこで治療対象となっている人は本当の患者さん自身ではなく、患者さんが演技をしている「誰か別の人」ということになってしまうのです。病気を治そうと思うのであれば、少なくとも治療者に対しては率直になろうと心がけることが必要です。もしもその結果、ネガティブな評価を下されるようであれば、その治療者は適切ではないと考えて離れてください。ただし、あいまいなコミュニケーションを根拠にしてそのような大きな判断はしないでいただきたいので、不信感を抱いたら、ご家族を通してでも、どんな形でも結構ですから、治療者の真意を確認してみてください。治療は患者さんの病気を治すために行われているのであって、治療者のご機嫌をとるために行っているわけではない、ということをよく覚えておいていただきたいと思います。

次章から、対人関係療法の考え方を詳しくお話ししていきます。なお、本書は治療者向けではなく患者さんやご家族向けに書かれておりますので、実際の治療の進め方というよりも、対人関係療法のエッセンスを理解して役立てていただくことを目的としてご説明していきたいと思います。

第Ⅱ部

社交不安障害に対する対人関係療法

第6章　社交不安障害を「病気」として認識する

社交不安障害は「病気」

55ページでも触れましたが、社交不安障害の原因は本当の意味で明らかになっているわけではありません。いろいろな研究結果から言えることは、遺伝、性格（パーソナリティ）、生育環境などが社交不安障害の発症に関連しているということです。おそらくそういうことが複合的に働いて社交不安障害という病気が発症するのでしょう。

ここで注目していただきたいのは、確かに遺伝や性格や生育環境などの「変えられないもの」は病気の発症に関連する因子ではあるけれども、社交不安障害は治療可能な「病気」だということです。「病気」という言葉はレッテルを貼るようで抵抗があるという人もいるでしょうが、対人関係療法では、「治療の対象であって、実際に治る」ということを明らかにするために病気という概念をあえて強調します。

たとえば、生まれつき身体が弱く、さらに小さなころ偏食で、病気にかかりやすい状態であったとしても、現在肺炎にかかっているとしたら、その治療をしない人はいないでしょう。まずは肺炎を治し、本人の希望があれば体質改善を考えるかもしれませんが、「もともと身体が弱いのだから肺炎を治す意味がない。そもそも肺炎は病気ですらない」などと考える人はいないでしょう。

社交不安障害についても同じように考えていただきたいのです。確かにもともと性格的に内気で小さいころにネガティブなできごとがあったかもしれませんが、そのことと、現在の社交不安障害という病気の治療とはまた別のことなのです。「もともと身体が弱いのだから肺炎は治す意味がない」というのがナンセンスであるのと同じように、「もともと内気だから社交不安障害は治す意味がない」という理屈は変なのです。「内気」は多くの人に見られる性質ですが、「社交不安障害」は治療可能な病気なのです。そして、「内気」と「社交不安障害」は必ずしも同一の性質のものではありません（46ページ参照）。

病気として認識することの重要性

多くの人には「人前に出るときには緊張して当然」というような考えがあるため、社交不安障害の人に対しても「気合いを入れて」「これを乗り越えなければ大人ではない」などとハッパをかける傾向があります（何と言っても、患者さん本人が一番そう思っているものです）。そういう目で社交不安障害の人を見てしまうと、「どうしてもっと勇気を出せないんだろう」とイライラすることもあります。まわりの人からそう見られることで、本人はますます「だめな自分」を意識します。つまり、本人も含めて皆が社交不安障害の人を「弱虫」「臆病者」「はっきりしない」などと見ていることになり、人格評価が下されていると言ってもよい状態になっています。

でも、社交不安障害は病気であるという認識をすると、視野が大きく変わります。「病気」というのは、「基本的に本人にとってつらい状態であり、好きこのんでなっているわけではない」「症状を自分でコントロールできない」という意味で用いられます。病気になりたくてなっている人もいなければ、病気の症状のうちどれかを選べる人もいないのです。

「インフルエンザにはかかるけれども、関節痛だけで勘弁してもらい、熱はやめてほしい」などと症状を注文することはできません。病気になったら、一連の症状がセットで現れるものです。また、病気は本人の意思ですぐに治せるものではありません。風邪のように静養しながら時の経過を待つ必要のある病気もありますし、しかるべき治療をしなければ治らない病気もあります。社交不安障害も「しかるべき治療をしなければ治らない病気」のひとつであると言えます。今まで述べてきたように、放っておくことで悪循環に陥る特徴があるからです。

社交不安障害を病気として認識することによって、それまで「自分が人間として弱いせいだ」と思いこんできたことが単なる病気の症状であったことを理解することができますし、まわりの人たちも「どうしてあんなに弱いんだろう」とイライラしていた認識を改めることができます。こうして不要な罪悪感や苛立ちをなくすだけでも治療的ですし、何と言っても、病気として認識することによって、治るということがわかり、どういう治療を受ければよいのかが明らかになります。「どうしようもない」のではなく、「何かができる」ということになるのです。

対人関係療法が「病気」を強調する理由

対人関係療法は「医学モデル」をとります。「医学モデル」とは何かというと、その人は病気であり、それは治療可能なものである、という考え方です。

対人関係療法では、人と人との間のストレスは、相手に期待している役割と現実がずれていることによる、というふうに整理します。自分が相手に期待した通りのことをやってくれていれば、ストレスは起こらないはずだからです。また、相手が自分に期待していることが、自分にとって無理のないことであれば、ストレスは生じないでしょう。

対人関係療法が全般に「病気」ということを強調するのは、そこに主な理由があります。私たちは、相手が病気である（自分ではコントロールできない症状を抱えている）場合とそうでない場合に、期待することが変わるのです。「自分の意思でコントロールできるはずだ」と考えれば、コントロールできていない相手に対してネガティブな気持ちが生じます。それは、「自分の意思でコントロールしてほしい」という期待があり、それが満たされないからです。でも、「本人も何とかしたいのに病気だからできないんだな」と思えば、ネガティブな気持ちどころか、気の毒だと思うものです。このとき、相手への期待は、「自分の意思でコントロールすること」ではなく、「病気であることを認め、適切な治療を受けること」になるのです。

これを、専門的には「病者の役割」と呼びます。パーソンズという人が一九五一年に提唱した考え方で、病気を単なる状態ではなく人とのかかわりのなかでとらえたものです。ある人が病気であると認めるということは、その人に健康なときとは違う役割を期待するということです。通常の社会的義務がかなりの程度免除される代わりに、治るための努力や協力をすることが期待されるでしょう。このような「病者の役割」を、本人も周囲も共有できていれば、トラブルやストレスにはつながりにくくなります。周囲は「病者の役割」を期待しているのに本人が「病者の役割」を引き受けずに治療をちゃんと受けない、あるいは、周囲が病気であることを認めずに健康なときのままの役割を期待し続ける、という状態では、さまざまなトラブルやストレスが起こってくるでしょう。

「なぜ前向きに考えることができないのだろう？」「なぜ皆にできることができないのだろう？」などという疑問は、すべて、「病者の役割」を認められていない証拠です。病気の人に期待すべき役割を明確にすることで、対人関係のストレスはずいぶん減らすことができるのです。

そもそも、「病気」であるという認識は、単なる気休めのためのものではなく、医学的な根拠にもとづいています。心の病気の場合には一般に検査で目に見える異常がわかるわけではありませんが、一連の症状が出ていて、何よりも本人や周囲が苦しんでいる、ということが「病気」の根拠になります。また、「治る」ことも病気であることのひとつの根拠です。社交不安障害の人は治療を求めることが少ないのですが（病気だという認識がない場合も多いですし、受診という「人とのやりとり」すら恐怖の対象になるため）、抗うつ薬も有効ですし、認知行動療法や対人関係療法も効果的です。つまり、治療を受ければ治る病気だということです。

病気の人を病気の人として扱うことは、現実に即したことであり、また、対人関係をスムーズにする秘訣でもあるのです。

「病気」と「人格」の混同をやめる

社交不安障害のように長く続く病気を持っており、特にきちんと診断を受けていない場合には、病気を自分の人格であるかのように思いこんでいる人が多いものです。自分のことを「弱虫」だと思うのは、まさにそういうことです。思春期に病気になったような場合、大人としての生活は常に病気とともにあったわけですから、そう思ってしまうのも無理はありません。でも実際には病気は病気であり、人格とは関係のないことです。身体の病気であれば、それを自分の人格と混同することはないでしょう。心の病気でも基本は同じです。一見わかりにくいだけです。

自分が病気であることを理解し、病気を治していくと、自分の本来の「人格」がわかってくるものです。そもそも病気とは別の「人格」がなければ、社交不安障害の症状をつらいと思うこともないでしょうし、それを治したいと思うこともないでしょう。

「社交不安障害を病気として認め、病気と人格を混同することはやめましょう」ということはよく患者さんに申し上げるのですが、そう言われてすっきりと納得し、受け入れることのできる人はまずいません。それは当然のことです。ちょっと言われたくらいですぐに受け入れられるくらいなら、こんなに長い間病気で苦しんでこなかったでしょう。

受け入れることはできないだろうとわかりつつもこの説明をしているのは、まず理屈を頭で理解してほしいからです。にわかには受け入れられないけれども、そういう理屈があるのだということを「知る」ことは第一歩です。それが本当に受け入れられるようになるときに、病気も治ると考えてもよいでしょう。それくらい、徐々に進んでいくプロセスなのです。

ただし、周囲の人は別です。家族など身近な人たちは、病気と人格の区別をきちんとしてあげましょう。どういうふうにするのかというと、「どうしてもっと気楽に考えられないの?」「そんなことくらいで心配するなんて男らしくないな」などと言うのをやめる、ということです。そして、「気楽に考えたいのに考えられないなんて、つらい病気なのね」「自分が情けないと思いながらも心配をやめられないなんて、苦しいだろうな」と考え、それに合った言動をとることです。病気から二十四時間ずっと離れることのできない最大の被害者は患者さん本人なのだ、という認識を持つことは重要です。

また、病気と能力の混同もやめる必要があります。今までに「やりたいこと」「やるべきこと」がうまくできなかったのは、本人に能力がなかったからではなく、病気の症状が強かったからです。自分を責めるのをやめ、病気として認識し、「治療を受けて治す」という選択肢を知ることは、新たな世界観につながるでしょう。

社交不安障害は病気ですから、世界観が一夜にして変わるなどという劇的な変化はまず起こりえませんが、そのような考え方があるということを知らなければ、どれほど時間をかけても世界観が変わることはありえないのです。まずは「知る」ことがとても大切です。病気についてよく知ることは、間違いなく治療の第一歩になります。

第7章　治療で目指していくこと

「不安を感じなくなること」が目標ではない

第1章で述べたように、不安という感情そのものは異常なものではなく、人間が安全に生きていくためにはむしろ必要なものです。社交不安障害の治療において目指していくのは、「不安を感じなくなること」ではありません。病気が治った後も、不安を感じるべき状況では不安に感じるでしょう。あたりまえのようなことですが、この点を明確に理解しておくことが、「不安に対して不安になる」という不安障害のひとつの側面の克服につながります。自分の現状を位置づけ、今後の道筋をある程度把握できるということは、大きな安心につながるからです。不安のひとつの恐ろしさは、

「この先どうなるかわからない」というところにあります。その「コントロールできない感じ」がこわいのです。治療の目標は、不安を「コントロール可能なもの」にしていくことです。それは「不安を感じなくなること」ではなく、「不安を正当な感情として理解し、活用できるようになること」であると言えます。

社交不安障害の人は、「不安さえ感じなくなれば（ふるえさえしなくなれば、赤面さえしなくなれば、など）何でもできるのに」と思っていることがあり、治療においても「とにかく不安をなくしてほしい」と求めることがあります。薬にはある程度「とにかく不安をなくしてほしい」という望みに直接応える要素がありますが、対人関係療法においては少なくとも逆向きに考える必要があります。「不安さえ感じなければ何でもできるのに」ではなく、「ある程度の不安を感じながらも何かをすれば、それが結果として不安を軽くすることになる」、ということです。

そうは言っても不安が強くなりすぎて自分がこわれてしまうのではないか、と心配かもしれません。不安反応、なかでも強い身体症状は大変やっかいなものですが、短期的にどれほど強い不安を感じようと、そしてどれほど著しい不安反応が起ころうと、それは深刻な結果につながるわけではないということを知っておくのは重要です。たとえばパニック発作を起こすときには「自分は本当に死んでしまうかもしれない」と思うものですが、パニック発作で実際に命を失った人はいません。また、めまいを感じ、気を失うのではないか、と思っても、実際に気を失ってしまう人はめったにいないのです。万が一気を失ったとしても、その後に起こることは想像していたこと（こんなところで気を失ってしまうなんて、なんて恥ずかしい、気の小さい奴なのだと思われる、など）とは全く異なり、必ずしも破滅的な結果につながるわけではないのです（不安が強まって気を失ったと解釈する人はまずおらず、体調が悪かったのだろうと気遣ってもらう程度でしょう）。

42ページで述べたように、身体症状そのものは、危機にひんしたときの自律神経の反応というふうに考えると理解しやすいです。「この状況は危険だ」というセンサーが作動すると、自動的に出てくる反応なのです。治療を通して調整していくべきものは、センサーのほうです。そして、危険を感知したときに自動的に出てくる反応のほうは、本来は自分を守るために備わっているものであり、自分に害を与えるためのものではない、ということを常に頭に置いておくことも安心につながるでしょう。そう考えてみると、パニック発作で命を落とす人がいないというのもうなずけることなのです。

対人関係と不安症状の関連を理解し、対人関係に取り組んでいく

対人関係療法では、両方向で影響し合っている対人関係と不安症状のうち、対人関係機能を改善することによって症状を減じていきます。先ほど述べましたが、「不安がなくなれば対人関係が楽になる」という方向で治療するのではなく、「多少の不安を感じながらも対人関係を改善させれば、

自信がついて、不安も軽くなる」という方向に考えるのです。社交不安障害の人は「ネガティブな評価を恐れる→対人関係を回避する→ますます自信がなくなり、ますますネガティブな評価を恐れる」という悪循環に陥っているわけですが、対人関係をよく研究して、それを自分のコントロールの範囲内に収めることができれば、「ネガティブな評価を恐れる→実際に人とやりとりしてみたら、ある程度の成果をえられた→少々自信がつき、次のやりとりをしてみる気になる」というサイクルへと軌道修正していくことができます。

これはとても地道な作業です。よく患者さんから「人の視線が気にならないほど強い人間にしてほしい」というようなご要望をいただくのですが、これはふたつの意味において実現できません。ひとつは、すでに述べたように社交不安障害は病気であって「強さ」の話ではないので、「強い人間」にするような「治療」はありえません。もうひとつ、ここでお伝えしたいことは、変化はすみやかに起こるわけでも受動的に起こるわけでもない、ということです。「変化はすみやかに起こるわけではない」などと言われると絶望的に感じるかもしれませんが、これはむしろ希望を持っていただくためにお伝えしています。現実的に治療に何を求めることができるのかを知っておくことは、絶望しないためにも重要なことです。現実は、「変化は、徐々に、そして地道な努力のなかで起こる」ということです。もちろん読み落とさないでいただきたいのは、変化は「起こる」という部分です。

今までにも無理をしていろいろな場に出てみたけれども全然改善していない、地道な努力などむくわれない、と思っておられる方もいらっしゃると思います。その意見も正しいと思いますし、同時に、これから対人関係療法を試してみることにも十分価値があると思います。どういうことかと言うと、何の戦略性もなくただ人のいるところに行っても、おそらく失敗体験を繰り返すだけだろうということです。その時間を必死に耐えることだけに集中してしまい、周囲になじめないと感じ、「やっぱり自分はだめだ」という思いを強めてしまうのです。そのことと、対人関係療法で進めていく「地道な努力」とは違います。対人関係療法では、「その場にいることの不安に対処する」というところには焦点を当てません。「その場でどのように人とのやりとりをするか」というところに焦点を当てます。そのための作戦を立て、実際に何が起こったのかをよく振り返り、次へとつなげていきます。これは実験のようなものです。実験はしてみることに意義があるのであり、そういう意味では、「失敗」に見えるものも含めて、ひとつひとつが「成功体験」であると言えます。

また、不安そのものではなく対人関係に焦点を当てることは、対人関係療法のユニークな点であり、病気の構造をよく知るためにも役に立つことです。不安は「病気の症状として当面仕方がないもの」として、また、「現在どのくらいストレスがあるか」を示してくれる指標として見ていきます。つまり、体温計の目盛りのようなものです。

「病気の症状として当面仕方がないもの」などと言われるといい加減に聞こえるかもしれませんが、病気についてよく学ぶことによって「当面仕方がないもの」と納得できれば、安心につながります。先が見えない、いつまで続くかわからない、そもそもどういう性質のものかわからない、という状態とは全く違うからです。血液検査をしたところ肝臓の数値が悪い、というときに、原因がわからなければとても心配になります。でも、「○○という薬へのアレルギー反応で肝臓の数値が悪くなっているだけで、その薬をやめた今は徐々によくなるでしょう」と言われれば、肝臓の数値が当面悪いことについては「仕方がない」と納得し安心できるでしょう。それと同じことです。

「現在どのくらいストレスがあるか」を示してくれる指標という側面は、治療において積極的に活用します。特定の相手と接するときに不安が強くなるのであれば、その相手との関係を検討していくことができます。また、誰かとの関係が終わったり距離が遠くなったりしたときに不安が強くなったのであれば、そのことに焦点を当て、親しい関係の再構築をしていくことができます。

対人関係療法は、「治療の面接の外で何をしていくか」ということに注目しながら進めていく治療法です。面接のなかで魔法が起こるのではなく、第8章でお話しするような問題領域を解決していったり、第9章でお話しするような「役割不安」に取り組んだり、という地道な作業が中心になるのです。治療の面接は、そのための方法を一緒に研究する場です。そこで話し合うようなことを本書にはできるだけ盛りこんだつもりです。

社交不安障害に対する対人関係療法は、定型的には16回くらいの面接のなかで行われます。毎週の面接であれば、わずか四か月間です。そんな期間で社交不安が完全に治ることは、ほとんどないでしょう。でも、やり方がわかること、そして、これからもその「やり方」を続けていくことで自分はよくなるという感覚が持てることは、とても意味があるのです。それによって、将来を自分のコントロール下に置くことができます。「この先どうなってしまうかわからない」のではなく、「こんなふうにやっていけばよい」ということがわかるからです。

自分の力で取り組むことによって少しでも不安が減じたという経験が過去にあれば、それが「良くなる」ことのイメージになるでしょう。たとえば45ページで述べたタロウさんのように、「とにかく伝えなければ」という必死の状況では症状が気にならなかった、というような経験は、大きなヒントになります。タロウさんは、「相手に伝える」ということに集中するように意識しました。これは、社交不安障害の本質をついた対応であると言える（自分ではなく相手に焦点を持って行っているため）と同時に、そのようなやり方をすれば自分の不安がコントロールできるという実績としてもタロウさんの自信と安心につながり、大変意味のあることでした。

「治療による役割の変化」を引き受ける

社交不安障害を病気として理解したら、それを実際に受け入れていくためのプロセスに入ります。このプロセスこそが、回復のプロセスそのものです。これを、対人関係療法では「治療による役割の変化」と呼んでいます。どういう意味か、説明しましょう。

社交不安障害は慢性の経過をとるため、そして病気として認識されていることが少ないため、症状が自分の性格であるかのように考えている人が多いということをすでにお話ししてきました。また、まわりの人もそう考えている傾向にあります。ですから、「誰だって何らかの不安を乗り越えているんだから……」というような叱咤激励《しったげきれい》が始まってしまうのです。励まして何とかさせようというのは、もちろん善意にもとづくものでしょうが、社交不安障害の症状が本人のコントロール範囲内にあるということを前提としている姿勢です。実際には社交不安障害は病気であり、その症状は基本的に本人のコントロール外にあります。必要なのは気合いではなく治療です。病気でない不安は気合いで何とか乗り越えられるのかもしれませんが、病気の症状としての不安は気合いで乗り越えられるようなものではありません。

対人関係療法で言う「治療による役割の変化」というのは、簡単に言えば、「すべては性格の問題」と思っていたところから「病気にかかっていたのだ」という認識に変化する、ということです。もちろん、ただ病気だと認めるだけではなく、回復のための治療的な努力をしていく必要があります。しかし、病気だと認めることが、社交不安障害の治療においてはもっとも大きな一歩なのです。「治療による役割の変化」は、必ずしも楽なものではありません。もちろん最終的な結果は、病気が治り、自己肯定感を持てる、というポジティブなものですが、そこに至るまでには、それまでに慣れ親しんだ病的なバランスから抜け出す努力が必要です。そこには、ある程度の不安や苦しさが伴います。しかし、重要なのは、「ちゃんとわかってやっている」という点です。不安や苦しさは、「どこまでひどくなるのだろうか」「いつまで続くのだろうか」ということがわからないと、本当につらく感じられます。でも、目的意識がはっきりとしていて、持続や程度もだいたいこのくらいだろうということがわかっていれば、あんがい耐えられるものなのです。

たとえば骨折後のリハビリなどを考えていただくとイメージしやすいでしょう。ランナーが足の骨折をして安静にしていた後にまた走れるようになるためには、それなりの努力が必要です。決して楽だとは言えません。社交不安障害の場合も同じで、社交不安障害という病気のために他人とやりとりする能力を使わずにきた場合に、また使えるようになるためには、それなりの努力が必要なのです。特に社交不安障害は思春期に発症することが多い病気ですので、大人としての他人とのやりとりは初めて経験する、ということにもなるかもしれません。でもそれは怪我や病気で使っていなかった筋肉を使うのと基本的には同じことで、無理のない条件で毎日少しずつの負荷をかけながら、試行錯誤しながら使い方を微調整していくものなのです。

そして最終的には、適度に筋肉を使うことの気持ちよさをまた感じられるようになるのと同じように、対人関係において適度に責任を持つことは（そのリスクも含めて）気持ちのよいことです。少なくとも、自分が、自立した価値のある人間であるという感覚を与えてくれます。そんな感じが持てるようになってくると、「治療による役割の変化」が完了に近い、ということになります。この時期になると、自分が弱い人間だったのではなく、社交不安障害という病気にかかっていたのだということが、「納得」に近いレベルで理解できるようになってきます。

自分の気持ちを認識して肯定する

43ページで、社交不安障害は、不安に対するセンサーがずれてしまっている状態だと書きました。本来は危険でない状態なのに「危険」というふうに感じてしまい、一連の反応が起こってしまうのです。このセンサーを調整していけば、もっと多くの状況でリラックスできるようになってきます。では、どのようにして調整すればよいのでしょうか。

おそらく今までに「これは不安を感じなくてもよい状況のはず」と自分に言い聞かせる、というようなことは試してこられているでしょう。そして、そういうやり方はあまりうまくいってこなかったと思います。なぜならば、そうやって考えれば考えるほど不安に意識が集中してしまいますし、不安を感じる自分がおかしいという気持ちが強まってしまうからです。

センサーを調整するための第一歩は、逆説的なようですが、自分の感じ方を肯定するということです。まずはそう感じていることが現実なのだと受け入れるところからしか、変化は始まりません。自分の感じ方がおかしいと思っている限り、現実を否定することに膨大なエネルギーを使ってしまい、変化に向けてのエネルギーが残らなくなってしまいます。また、能動的な変化を起こすためには、ある程度の自己肯定感が必要です。自分の感じ方がおかしいと自分を責めていると、能動的な変化を起こすために必要な自己肯定感も育てることができません。

社交不安障害の方のひとつの特徴として、自分の感情を肯定できないということがあります。たとえば、人に振り回されたようなときに、本当のところは不愉快に感じているのに、それを相手に伝えないどころか、自分でもそういう感情を押し殺しているようなことがあるのです。これは病気の特徴を考えれば不思議のない話で、人からのネガティブな評価を避けようとしているときに、相手に対して自分のほうからネガティブな気持ちを持つということは、わざわざ自分を危険にさらすことになるからです。

でも、どれほど否認していても、人間である限り、不愉快な状況においては不愉快になります。16ページで述べたように、感情には意味があります。不愉快な気持ちになるから、その状況が自分にとってよくないということがわかるのです。まずは自分がどんな気持ちになっているのかを認識することから始めましょう。

自分の気持ちを認識するには、ある程度の勇気が必要です。社交不安障害の人と何かについて話そうとしても、「もうそのことはどうでもいいんです」「気にしていませんから」と拒まれることが少なくありません。なぜそういうふうになるのかというと、自分の本音を打ち明けると、ネガティブな評価を受けたときの傷がそれだけ大きくなることが恐いからです。防衛した鎧《よろい》を攻撃されても致命傷にはならないけれども、むき出しになった自己を攻撃されたら命にかかわる、と考えるのです。

もちろんそれは全くの間違いではありませんし、どんな人にも気持ちを打ち明けましょうと言っているわけではありません。なかには、本当に悪意を持って批判してくる人もいるかもしれません。55ページでお話ししたように、身近に批判的な人がいたというような環境で育ってきた人の場合には、実際に、気持ちを打ち明けたら批判された、という経験をしてきたのだと思います。

しかし、安心できる人間関係のなかで気持ちを打ち明けて肯定してもらうことの効果ははかり知れません。安心できる治療関係は、よい出発点になるでしょう。治療者が自分の気持ちを肯定してくれたら、少しずつ、それ以外の人にも話してみる気になっていくものです。そして、治療者がそれを支えてくれます。

ここで知っておいていただきたいのは、「不適切な気持ちなどない」ということです。どんな気持ちであれ、感じた以上は適切なのです。でも、批判的な人が身近にいたりした影響で、「気持ちには適切なものと不適切なものがある」という間違った考えをすりこまれ、さらには、「自分が感じる気持ちは基本的に不適切だ」というふうに考えるようになってしまったのです。「感じた以上は適切」というのは、社交不安障害のような病気で、状況の意味づけを知るセンサーがずれてしまっている場合ですら正しいことです。社交不安障害という病気にかかっているという条件を考慮すれば、やはり適切な感情なのです。

自分の感じ方が不適切だと思ったときには、「それが別の人の気持ちだったら」ということを考えてみると役に立ちます。たとえば、次のオウギさんのケースです。オウギさんは、社交不安障害の人の自助グループに参加してみたのですが、そこでも疎外感を覚え、落ちこんでいました。

オウギ　自分は本当に社会性がないな、と思って……。

私　それを強く感じられたのはどんなときですか？

オウギ　基本的にはいつもそう思っているのですが……同じ病気の人の集まりですら、とけこめないんですから。

私　どんな状況だったんですか？

オウギ　……五人のグループだったんですけど、私だけが、初めてだったみたいで……ずっと私以外の四人でしゃべっているんですよね。私の知らないお医者さんの名前とかも出てきて、本当に入れないんです。何だか有名な人らしいんですけど、そんなことも知らない私って本当にダメだな、と思って……。

私　四人の人たちは、オウギさんが話に入れるようにしてくれなかったんですか？

オウギ　……私なんかを話に入れたくなかったんだと思います。私と話してもつまらないですから。

私　オウギさんが古いメンバーの立場だったとしても、新しく入った人に対してそんな態度をとると思いますか？

オウギ　……？

私　初めてグループに来た人を放っておいて、古いメンバーだけで話をしたりしますか？

オウギ　……ああ、それはしないと思います。初めてのときって緊張していると思うので、何とか話に入れるように考えると思います。

私　そうですよね。ふつう、そうしますよね。そうやって考えると、オウギさんが受けた扱いはけっこうひどいと思いませんか？

オウギ　……はあ。でも私はやっぱりつまらないですから……。

私　オウギさんは、この人はつまらなそうだなと思ったら、初めての人が話に入れないようにしてしまうんですか？

オウギ　……いえ……そんな、私は人のことをつまらなそうだなんて偉そうなことを思いませんから……。

私　そうやって考えると、ますますひどいですよね。その状況では誰でも嫌な気分になるのではないですか？

オウギ　……そうなんでしょうか。

私　では、オウギさんが古いメンバーだとして、新しく入った人がいるのに全く話に入れてあげずに自分たちの話ばかりしていて、新しいメンバーの人がいやな思いをしたとしたら、その人は社会性がないと思いますか？

オウギ　いいえ、思いません。いやな思いをして当然だと思います。

オウギさんはその状況に対して抱いた不快感を、「自分に社会性がないせいだ」というふうに解釈していました。でも、こうやって立場をひっくり返して考えてみると、自分だったらしそうにないひどい扱いを受けていたことがだんだんとわかってきたのです。

もちろん社交不安障害という病気にかかっている限り、「でも、それは自分だから受けた扱いなのだ」という気持ちを拭《ぬぐ》いきることはできないと思いますが、自分が逆の立場だったらどうだろう、という視点を持つことは自分の気持ちを肯定していくためのよいトレーニングになります。そして、「自分の問題（自分がおかしいからそのような扱いを受けるのだ）」とだけとらえるのではなく、「相手の問題（そのような扱いをするなんて、相手にも問題があるのではないだろうか）」としてとらえるという視点も養うことができます。

症状に力を与えない

不安反応としての身体症状は確かにやっかいなものです。身体症状が出てしまうと、「自分の不安が露見してしまうのではないか」という恐怖が、実際に現実のものになりうるからです（人は他人のことをそれほどよく見ていないことが多いので、思ったほどは気づかれないのですが）。また身体症状そのものは、本来の不安に上乗せして不安を強化するものです。

対人関係療法では、不安そのものをどうするかということには焦点を当てないので、呼吸法などのリラクセーション法を用いることなどは治療の要素にはなりません（もちろん、個人的にそれらを試されることには何の問題もありません）。対人関係療法では、身体症状に対して、

（１）対人関係療法によって不安の基本レベルを下げ、不安反応を減じていく

（２）症状に力を与えないように、症状とのつきあい方を変える

という姿勢をとります。（１）については本書の全体が説明していますので、ここでは（２）についてご説明します。

自分の不安反応に対して不安になることで、社交不安障害は悪循環に陥ります。病気について学ぶことのひとつのメリットは、それが単なる症状以上の意味を持たないということを知ることです。43ページで説明しましたが、社交不安障害は火災報知器のセンサーの設定がずれてしまったような状態であり、直すべきはセンサーのほうで、「火事」（危険）を感知したときにサイレンが鳴ること自体は直す必要がありません。

そして、センサーがずれてしまっているのは単なる病気の症状であり、それ以上の意味を持つものではありません。病気と人格は別のものです。発汗や赤面をしたからと言って自分がだめな人間だという意味ではないのです。まずはその点を押さえておく必要があります。

そして、「病気を治す」ということを考えた場合、症状にできるだけ振り回されずに治療の課題をこなしていくことが必要になります。たとえば、虫垂炎でひどい腹痛に襲われたときには、腹痛を抱えながらも治療を求めるでしょう。ひどい腹痛があるのに病院に行き症状について説明をする

のは決して楽な話ではありませんが、健康を取り戻すために必要なことだとわかっているからです。また、怪我をして痛みがひどいとき、傷口が大きければ縫合してもらう必要があります。ただでさえ怪我の痛みがひどいのに、縫合は一時的にさらに痛みを引き起こす治療です。これも決して楽な話ではありませんが、怪我から回復して健康を取り戻すために必要なことだとわかっているので私たちは受け入れるのです。

社交不安障害についても実は全く同じことで、決して楽な話ではないけれども、一時的に症状をこらえて治療を受ける必要があるのです。そしてまわりの人がとるべき姿勢も、同じように考えられます。痛みがひどい人（不安が強い人）に対して、「痛みを我慢しろ（不安を我慢しろ）」と言うのではなく、「痛いね。大変だね。ちょっとの間つらいけれども、早くよくなるようにがんばろうね（不安だね。大変だね。ちょっとの間つらいけれども、早くよくなるようにがんばろうね）」と言うのが適切だということをご理解いただけると思います。

たとえば、人前で話すことに恐怖を持っている患者さんが、人前で話す新しいパターンを試していく際に、声がふるえるために不安が強まる、ということがあるのでしょう。その際、それが治療の過程で当然想定されることだとわかっていないと「声がふるえるから無理です」ということになってしまいます。でも、その症状を治すために治療をしているのであり、その治療のためには一時的に症状が強まる時期を通らなければならない、ということを知っていれば、「声がふるえるのは当然です。そういう症状の病気にかかっているからです。その病気を治すための治療に集中しましょう」というふうに考えることが可能になります。症状は、症状として受け入れるときに、もっとも力を失うのです。

第8章　対人関係療法で焦点を当てていくこと

対人関係の問題領域

対人関係療法は、現在進行中の重要な対人関係に焦点を当て、対人関係上のやりとりやできごとと、気持ちや症状とを関連づけて進めていく治療法です。

治療の際には、四つの問題領域のうちひとつかふたつを選んで治療焦点とするのが特徴です。四つの問題領域を次ページ下の表に示します。もともとは、うつ病になる前の人にどういうことが起こっているかという研究からえられたものですが、他の病気を治療していく上でもあてはまることがわかってきました。

このなかで、「悲哀」は現在の人間関係とは関係がないように思われるかもしれませんが、重要な人の死を適切に悲しめていないために現在の人間関係が空洞化してしまっているわけですから、やはり現在の問題です。

本書では、社交不安障害の治療において出番の多い「役割の変化」と「対人関係上の役割をめぐる不一致」についてご説明します。重要な人の死を適切に悲しめていない方（「悲哀」の問題領域があてはまる方）は、『対人関係療法でなおすうつ病』をご参照ください。進め方はうつ病でも社交不安障害でも、基本的に同じです。

なお、社交不安障害用の対人関係療法のマニュアル[4]を作ったコロンビア大学のリプシッツは「役割不安」という第五の問題領域を提案しています。これは、本来は能力のある領域なのにリラックスできないというような特徴を意味し、

（1）社会的孤立
（2）傷つきやすい自尊心
（3）受動性／自己主張のなさ
（4）怒りを表現することができない
（5）対立の回避
（6）リスクの回避
（7）社交やパフォーマンスのポジティブな側面を楽しむことができない

《4つの問題領域》

悲哀（重要な人の死を十分に悲しめていない）

役割をめぐる不一致（重要な人との不一致）

役割の変化（生活上の変化にうまく適応できていない）

対人関係の欠如（上の３つの問題領域のいずれにもあてはまらない＝親しい関係がない）

という要素が含まれる概念です。ほとんどの社交不安障害の患者さんが「役割不安」に該当する問題を持っており、対人関係の新しいパターンをひとつひとつ達成するなかでこの不安に取り組んでいくことになります。本書は全体が「役割不安」を意識して書かれていますが、第9章で、そのポイントをまとめて述べます。

役割の変化

社交不安障害は慢性の病気ですが、症状が悪化したポイントが明らかである人は、「役割の変化」に注目すると役に立ちます。そのポイントは、たとえば、仕事上の変化（異動、昇進、解雇など）や、恋愛関係や家族関係の変化などであったりするかもしれません。また、何らかの身体疾患の診断を受ける、という場合もあります。

「役割の変化」というのは、生活上の変化にうまく対応できていないことが症状悪化につながっているような場合を指します。「変化」は何も、客観的に見てネガティブなものである必要はありません。たとえば一般的に「よいこと」とされている昇進は、社交不安障害の人にとってかなりの負担になる場合があります。昇進すればそれだけ注目を集める機会も増えるでしょう。昇進したのにつらいという自分を、「こんなことでは一生何をやってもうまくいかない」とますます絶望的にとらえることも多いものです。

対人関係療法は、主に、感情と対人関係に注目していく治療法ですが、「役割の変化」においてこれらの着眼点はとても役に立ちます。「自分はなぜ新しい役割ができないのだろう」というところにとどまってしまうと、「何もうまくできない自分」という認識が強まり、ますます自己肯定感が低下してしまいます。でも、自分はどんな感情にふたをしているので先に進めないのか、重要な人間関係にどんな変化が起こっているのか、という観点を持って見ていくと、「何もうまくできない自分」ではなく、「ひとつの変化を乗り越えているだけの自分」の姿がよく見えるようになってきます。

対人関係療法で「役割の変化」を扱っていくときのイメージは、「霧のなかで遭難したと思っている人の霧を晴らす」という感じです。濃霧のなかで遭難していたら、とても恐いと思いますし、進んでごらんと言われても身動きがとれず、自分がとてつもなく無力に感じると思います。一方で、「どうしてこんなところまで来てしまったんだろう（来させられてしまったんだろう）」「自分はおしまいだ」などという気持ちがいろいろと出てくると思います。

対人関係療法で「役割の変化」を扱っていく際には、主に、気持ちと対人関係に注目していきます。起こっている気持ちをよく知って、安全な環境で表現して位置づけていくことと、自分を支えてくれる人間関係を再確立して安心感を作っていくことで、「霧」は晴れていきます。すると、自分は「遭難」しているわけではなく単に「移動」しているにすぎないということがわかってきます。そのまま進むこともできるでしょうし、場合によっては、少し進路を変更したほうがよいということがわかるかもしれません。いずれにしても、霧のなかで遭難したと思っているときよりも、ずっと、自分の人生を主体的に生きている安心感を持てると思います。

社交不安障害の問題領域として第一に「役割の変化」をご紹介しているのは、「役割の変化」が基本的に不安のときだからです。「霧のなかでの遭難」は、まさに不安そのものです。社交不安障害になっている人は、そもそも不安のレベルが高くなっていますので、そこに「役割の変化」が起こったときにはかなりの注意が必要です。同時に、治療を進める手がかりがつかめるときだとも言えます。

社交不安障害によく見られる「役割の変化」の形

社交不安障害の人によく見られる「役割の変化」として、自分自身の社会的役割が変わるというものがあります。どんな変化もストレスになりえますし不安を喚起しうるものですが、社交不安障害の人の場合、特に、人とのやりとりの形式が変わるような変化には敏感に反応します。次のシラネさんは、「役割の変化」が社交不安障害の人にどのような影響を与えるかがよく現れている例です。

会社員のシラネさんは、新人の研修を任されるようになってから職場に行くのが本当に辛くなりました。つらさは研修の初日から始まりました。初日に、入念に準備した資料を使って説明をしていたときに、新人社員の一人があくびをしたのです。自分の研修は平凡で退屈なのだ、とシラネさんは感じました。後輩が仕事への情熱を感じられるような刺激的な研修ができない自分を恥ずかしく思ったのです。それ以来何を話しても後輩の目が「お前は使えない研修担当者だ」と言っているような気がして、何かを説明しようとしてもしどろもどろになってしまいます。そしてそんな自分を本当に無能だと感じていました。

それまでのシラネさんは、確かに対人関係は苦手でしたが、自分に任された仕事をコツコツとやっていました。その堅実な仕事ぶりが認められて研修担当になったのですが、任された仕事をコツコツやることと、他人に教えることとは、全く性質の違う仕事でした。

シラネさんは、仕事における人とのやりとりの形が全く変わってしまうという「役割の変化」を経験したので、まさに社交不安障害という病気の中心的なテーマである「人とのやりとり」を直撃したことになります。

その他、親しい人との関係性が物理的・精神的に変わってしまう（相手が遠いところに行ってしまう、相手が結婚して今まで通りの友人づき合いができなくなる、など）、いじめのようなネガティブな経験をする、なども社交不安障害の人にはよく見られる「変化」です。

また、ある状況で「頭が真っ白になる」などの不安反応が起こったときに、それがひとつの「役割の変化」になることもあります。それまではあまり意識せずにこなせていたプレゼンテーションなどの最中に頭が真っ白になるという体験をたまたましてしまったことによって、社交不安障害が発症する人もいるのです。この場合、変化しているのは「あまり意識せずにプレゼンテーションをこなせる役割」から「また頭が真っ白になるのではないかという恐怖を常に感じながらプレゼンテーションをしなければならない役割」ということになります。

古い役割の喪失を悲しみ受け入れる

「役割の変化」のひとつの主要な側面が、「古い役割を失う」ということです。これは、「仕事ぶりが認められて」役割の変化が起こったシラネさんのように、一見ポジティブな変化のケースである場合には特に見落とされやすいポイントです。でも、古い役割を失っていることは確かな事実であり、「役割の変化」に対応する上で問題が起こっている人の場合には注目すべき点になります。

シラネさんとも、古い役割について話し合いました。「与えられたことを仕上げればよい」という古い役割には安定感がありました。期限はあっても自分のペースで仕事をすることができました。また、入社して数年たっており、仕事に慣れていたということも安心につながっていました。同じ仕事を続けていたとしたら、昇給もなかったでしょうし、刺激もあまりなかったでしょうが、ある程度の安心感を持って仕事を続けられたことは確かです。そういう役割を失ったという事実を話し合い、それにともなう悲しみや、安定した仕事を奪われたことへのいきどおりなどを表現してもらいました。

90ページでお話ししましたが、社交不安障害の人にとって、こうした「当然の感情」を認識するのはあんがい難しいことです。シラネさんも、「自分は使えない研修担当者だ」というところばかりに目が向いており、実際に自分が何かを失ったということに意識が向いていませんでした。自分の喪失に気づいてからも、「でも会社に勤める以上、受け入れなければならないことですから」「上司はせっかく期待して任せてくれたのに」などと言って、なかなかまっすぐな目を向けることができませんでした。

最終的には、自分は確かに大切なものを失ったのだということを自覚し、そのことについてネガティブな気持ちを持ってもおかしくないのだということを理解してもらいました。

古い役割についてのネガティブな気持ちがあるかどうかを明らかにする

シラネさんの場合は、古い役割にはあまり問題がなかったようでした。でも、ケースによっては、社交不安障害ゆえに、あるいは変化による不安が強すぎるために、古い役割のネガティブな側面をよく自覚していないということもあります。たとえばＤＶ（ドメスティック・バイオレンス）から逃れようとする場合に、「ひとりでやっていけるだろうか」という不安が強すぎて、自分がどれほどひどい目に遭っていたかということを軽視しがちな人は少なくありません（逆に、援助者の立場にある人は、DVという人権侵害を前にすると、前項の「喪失」という側面を軽視しがちになりますので注意が必要です）。

職場での異動などの場合も、前の役割は確かに責任が軽かったけれども、退屈でもあった、というこどもあるでしょう。「自分は無能だから刺激的な仕事などはふさわしくない」と感じる患者さんは多いですが、「今は病気だからそう感じるでしょうが、社交不安障害という病気が治ったら、確かに退屈な仕事だと思うようになるでしょう」とお伝えしています。

変化そのものについての気持ちを受け入れる

シラネさんにとって、変化は比較的急にやってきました。新入社員が入る一ヶ月前に、「新年度からは研修を担当してもらうから、準備するように」と上司から言われたのです。「そんなに急に言われても、心の準備もできませんよね」と言うと、シラネさんは「でも、仕事に慣れてきたら後輩の面倒を見るのは当然のことだし、会社員なら誰でも予測しておくべきことです」と言っていました。このように、「べき論」は気持ちを覆い隠すのが得意です。社交不安障害やうつ病の方などと話していると、「べき論」が多いことに気づきます。もちろんそれだけ社会的規範意識が強い方だとも言えますが、自分の気持ちに触れてみようとするときにはかなりの障害物になります。

シラネさんには、「いずれ起こりうることと何となく思っていることと、現実に一ヶ月後にそれが起こると急に知らされることとは、全く違うと思いますよ。ふつう、かなり驚くのではないですか？」と伝えました。時間はかかりましたが、シラネさんは、やはり突然の変化に驚いたこと、「もっと早く言ってくれればよかったのに」「研修担当にならなくてすむ方法があるのかどうかも教えてほしかったのに」と内心思ったことなどを教えてくれました。もちろん、こうした気持ちはみな「当然の感情」ですから、そのように受け入れていきました。

サポート源に注目する

「役割の変化」に取り組む上で重要なのは、サポート源に注目することです。相談できる、愚痴《ぐち》を聞いてもらえる、などのサポート源があれば、それだけ変化は乗り越えやすくなります。社交不安障害の人の場合、もともとそのようなサポート源が限られていることも多いです。その場合は「治療による役割の変化」を起こしながら、人間関係の親密度を深めていくことが課題になります。

「役割の変化」との関連で特に注目するのは、「サポート源の変化」です。たとえば、小さな町で生まれ育った人が大都市の大学に進学して社交不安障害を発症したり悪化させたりする場合、もちろん「慣れ親しんだ小さな町で暮らす役割」から「人間関係も把握できない、不慣れで大きな都市で暮らす役割」という大きな変化があるのですが、そこには家族や幼なじみとの別れも重要な要素としてかかわってきます。つまり、何かがあったときに相談したり愚痴を言ったりする相手が身近にいなくなってしまっているのです。ただでさえ難しい役割の変化を、さらに難しくしてしまいます。

また、サポート源の人たちは物理的に近くにはいるけれども、関係性が変わってしまう、ということもあります。犯罪の被害に遭ったり、家族を自殺で失ったりするなど、何らかの「特殊な体験」をした人は、トラウマとともに、この問題にも苦しむことになります。「言ってもわかってもらえないだろう」「言ったら哀れまれるだろう」と思うと話せないからです。そういう意味では社交不安障害という病気になることもひとつの「特殊な体験」であり、ある程度内気であることを周囲の人が知ってはいても、社交不安障害のために貴重な就職のチャンスを棒にふった、などということについてありのままを話すのは難しいことです。「あんなによい仕事だったのに、どうして？」などと聞かれ、「いずれ留学とかをしたいと思っているので」などと答えて、「ぜいたくだ」と呆《あき》れられているような人もいます。社交不安障害であることを知られるくらいなら、「ぜいたく」と誤解されたほうがまだましだと思うのです。けれどもその結果として、病気のことを打ち明ければ支えてくれるかもしれない相手を失ってしまうことにもなります。

シラネさんの場合も、「サポート源の人が物理的に近くにはいるけれども、関係性が変わってしまう」というケースでした。シラネさんにはひとりだけ親しい同僚がいました。同期の彼女は、シラネさんにとっては職場でいろいろなことを話せる唯一の人でした。でも、シラネさんは研修担当に抜擢《ばってき》されたのに、彼女は元の立場にとどまっていました。そのことで二人の関係が気まずくなってしまいました（と、少なくともシラネさんは感じていました）。また、職場の外では母親が唯一の話し相手なのですが、今回の悩みについては「会社勤めをする以上、必要なこと」と言って、シラネさんの気持ちを肯定してはくれませんでした。それ以上「つらい」というと、「じゃあ、会社をやめてどうするっていうの？　どこに行ってもまた同じ壁にぶつかるだけでしょう？　うちはニートにしてあげられるような経済的な余裕はないわよ」と突き放すように言うのです。シラネさんは、自分の悩みを誰にも話せなくなってしまいました。

「役割の変化」を乗り越えるためには、サポート源を作り直すことが重要です。新しいサポート源を開発することもあれば、断絶したかに見える古いサポート源を見つめ直して機能的な形にすることもあります。

シラネさんの場合は、まず、母親に、自分が社交不安障害の症状のために苦しんでいること、仕事をやめたいとすら思っていること、でも何とか仕事をやめずに続けていきたいと思っていることを伝え、「何も言わずに愚痴を聞いてくれれば気持ちが楽になる」と言って、その通りにしてもらいました。母親も、要は心配していただけだったので、社交不安障害という病名が明らかになり、その治療のために自分が協力すべきことがわかってむしろほっとしたようでした。母親は、自分が「弱い子」に育ててしまったのではないかということも悩んでいたらしく、そういうわけではないとわかったこともプラスに働きました。対人関係療法の「医学モデル」は、ご家族にとってはとても教育的な効果がありますし、安心にもつながります。

シラネさんはさらに、自分が使えない研修担当者だと思っているということを上司に話し、自分はこのまま研修担当を続けてよいのか尋ねました。上司は「もちろん研修担当を続けてほしい。君はよくやっているし、新人からも誠実だと評価が高い」と教えてくれました。常時というわけにはいきませんが、本当に困ったときには上司に相談することができるという前例を作って、シラネさんはだいぶ落ち着きました。

最後に、親しかった同僚を夕食に誘ってみました。シラネさんは断られるのがこわい、と後ろ向きでしたが、次のようなやりとりをしました。

シラネ　……やっぱり夕食に誘うのは無理です。断られたら、立ち直れないような気がします。それに、職場で顔を合わせたときにどうしたらよいかわからなくなります。
私　もちろん断られたらいやな気持ちになるでしょうね。
シラネ　はい。
私　でも、そもそも、彼女はどういう理由で断ることが考えられますか？
シラネ　……それは私のことがいやで、一緒に食事なんてしたくないからだと思います。
私　前は仲よしだったんですよね。なぜ、今はシラネさんのことを嫌っているのだと思うのですか？

シラネ　……私だけ研修担当になったから……？

私　そういう性格の方なんですか？　彼女は競争心の強い方なんですか？

シラネ　……いえ、そんな人ではありません……。どちらかと言うと、おっとりした人です。

私　……では、なぜシラネさんのことを嫌いになってしまったのでしょうか？

シラネ　……わかりません……よく考えてみたら、もともと私は嫌われていたのではないかと思います。

私　では、その方は、シラネさんのことを嫌いなのに、それを隠して仲のよいふりをしていたということなんでしょうか？　そういう性格の人なんですか？

シラネ　……わかりません……そうではないと思いますけど……。

私　そもそも、シラネさんは彼女のどういうところが好きで親しくされていたのですか？

シラネ　……そうですね、優しい人だし、控えめで穏やかな感じで。

私　そうですか。そういう人とは親しくしたいですよね。

シラネ　……はい。ありがたいです。

私　さっきの話に戻りますが、もしも、もともとシラネさんのことを嫌いなのに嘘をついていた、ということだったら、今お話しいただいたイメージとずいぶん違いますよね。

シラネ　……はあ。そうです。

私　シラネさんは、本当は嫌っているのに嘘をつくような人と親しくしたいのですか？

シラネ　……いえ、それはいやです。私は信用できる人でないと親しくできません。

私　そうですよね。誰でもそうですよね。今お話ししていて思ったのですが、今回夕食に誘ってみてどういうふうに反応するかを見てみることで、本当のところどういう方なのかがわかるのではないでしょうか。

シラネ　……はい。

私　たとえば彼女があまり納得のできない理由で断ってきたとしたら、シラネさんが好きだったお友達のイメージとは違いますよね。

シラネ　……そうですね。前は、この人なら断らない、と思ったので、つきあっていたのだと思います。

私　シラネさんがこれからも親しくする意味がある方かどうかを知るためにも、やはり夕食に誘ってみたらどうでしょうか。その結果によって、今後のつきあい方を考えてみたらどうかと思いますが。

シラネ　……はい。わかりました。

かなりの勇気を要しましたが、シラネさんは元同僚を夕食に誘いました。彼女は喜んで「わあ、嬉しい。シラネは出世したから私のことなんかもう眼中にないと思っていたんだ」と言いました。シラネさんは自分が昇進したことで二人の関係が気まずくなったと思っていましたが、実際には、そんなシラネさんのぎこちない態度が元同僚には「眼中にない」というふうに映っていたのでした。

二人は一緒に食事に行き、シラネさんは研修での悩みを話すことができました。元同僚は話をよく聞いてくれ、「責任が重くなると大変だよね。でも、シラネならきっとできるよ」と言ってくれました。シラネさんは自分が「きっとできる」とは思いませんでしたが、同僚との間にまたつながりができたと感じることができ、それはとてもよい感覚でした。

このようにしてシラネさんは、母親、上司、元同僚、というサポート源を、それぞれの特徴を生かして作り上げることができました。

新しい役割に対する不安を扱う

どんな人にとっても変化は何らかのストレスを引き起こすものです。そして、新しい役割については不安を感じることが多いものです。もちろん、新しい役割という未知のものに直面して不安を感じることはむしろ健康なことなのですが、社交不安障害のときには不安の基本レベルが高まっていますので、実際の難しさよりもずっと不安に感じてしまうということが多くなります。そして、「こんなに不安なのだから難しいに違いない」という方向に考えてしまい、役割の変化によるストレスを何倍にも大きくしてしまい、「自分にはできない」という絶望感を増すことになります。この、不安が不安を呼ぶ社交不安障害の特徴に対処するためには、不安を何らかの形でコントロール範囲に収めることが大切です。

そのために重要なことは、「新しい役割に入るときに不安を感じるのはあたりまえのこと」と認識することです。いつまでも今と同じ強さの不安が続くわけではないのです。「今はまだ慣れていないから不安が強いのだ。慣れてくれば今よりは和らぐ」と知ることも、ひとつのコントロール感覚です。

これについては、似て非なる考え方を頭のなかでしてみたことのある人は多いと思います。「気にしないようにしよう」と呪文のように自分に言い聞かせるようなやり方です。でも、そういう方法は、まず、うまくいかなかったでしょう。なぜかというと、「気にしないようにしよう」というところに力点が置かれているために、現在の感情を肯定するという重要なテーマが抜け落ちてしまっているからです。そうすると、気にしないようにしようとすればするほどますます気になる、という状況に陥ってしまいます。

ここで強調しているのは、現在の不安を肯定することです。88ページで述べたように、感情は認識して受け入れないと、ますます強くなります。現在の不安を一度きちんと受け入れることによってしか、次のプロセスに進むことはできません。感情を受け入れるという作業は、他人にも共有してもらうことで容易になります。それは、「他人に話しても大丈夫なくらい、ふつうの感情なのだ」ということが身体で理解できるからです。その安心効果は高いです。シラネさんも、母親に何でも話せるようになって、ずっと落ち着きました。

新しい役割について、ポジティブな面とネガティブな面をよく検討する

役割の変化への適応が困難な人の場合、新しい役割のネガティブな側面しか見えていないことが多く、古い役割の喪失感とあいまって、「変化」ではなく「喪失」としかとらえていないことが多いものです。実際には、多くの変化において、新しい役割のプラスの側面を見つけることができます。あるいは、今現在は「プラス」と言えなくても、いずれプラスになる可能性がある、というレベルでもかまいません。

どうしてもプラスの側面が見つけられないという場合には、「それでも自分でコントロールできていること」を探します。役割の変化の治療の本質は、コントロール感覚を取り戻すことですから、「それでも自分でコントロールできていること」を発見するだけでもだいぶ違います。これは、「趣味を継続している」とか「家事はやっている」など、変化そのものとは関係のない生活のなかに見つかることが多いです。

シラネさんの場合、仕事そのもののポジティブな側面については、「給料が上がる」「職場での地位が上がる」というような通常の利点に本人がほとんど価値を見出していなかったので、仕事という面からは見つけることができませんでした。でも、社交不安障害の治療という観点から考えても

らったところ、「治療を受ける機会につながった」ということが何とかプラスの側面として出てきました。このことによって、「使えない研修担当者」という自責の渦《うず》に受動的に振り回されていた人が、「この機会を生かして病気を治す」という積極的な姿勢に転じるきっかけをつかめます。社交不安障害という病気を持っている限り、そんなにすっきりと納得できることはないでしょうが、ゼロだった考えがひとつでも芽生えることによって、コントロール感覚を養っていくことができます。

新しい役割が「できる」という感覚を育てるために必要なスキルを身につける

新しい役割への適応は精神論だけですむ話ではなく、実際に「できるようにならなければいけないこと」もあるでしょう。社交不安障害の人の場合、困難だと感じるのは物理的なことよりも、「人とのやりとりの新しい形を学ぶ」というテーマであることが多いものです。「できるようにならなければいけないこと」について、対人関係療法では主にふたつの方向から取り組みます。

ひとつは、「できるようにならなければいけないこと」ができるようになるために、どのようにして他人の力を活用できるか、という観点から検討することです。どんな人も、実はたいていの変化を乗り越えることができる力を持っています。なぜかというと、人はひとりで生きているわけではないからです。シラネさんは、研修担当になることによって、人に何かを伝えて理解してもらうという全く新しい課題に直面することになったわけですが、突然そのような役割を担うことになったら、まずはうまくいかなくてあたりまえです。シラネさんがもしも「変化を乗り越えることができる力」を発揮することができていたとしたら、たとえば、実際の研修が始まる前に上司と「しばらくは研修の様子を見てフィードバックをしてください」と打ち合わせておくこともできたでしょう。あるいは、新人が初日に「あくびをした」ということを上司に報告して、そのようなときにはどう受け止めたらよいのか、あくびをしないように指摘すべきなのか、研修内容を変えたらよいのか、というような相談をしてもよかったと思います。

シラネさんがこれらのことを実際に行わなかった理由は、「そんなことを相談すると自分がいかに無能であるかがわかってしまうから」でした。これについては、91ページに述べたように、それが別の人に起こったことでも同じように感じるだろうか、ということを考えてもらいました。

私　シラネさんが後輩に全く初めての仕事を頼むことにして、その後輩が「しばらくは仕事の様子を見てフィードバックしてください」と頼んできたり、「今日こんなことがあったのですが、どのように対応したらよいのでしょうか」と相談してきたりしたら、シラネさんは「なんて使えない人だろう」と思いますか？

シラネ　……まさか、そんな。こちらだって頼むときに「大丈夫かな？」と思うわけですし、いろいろと相談してくれるのは別におかしくないと思います……というよりも、私は、人にそんなことを頼んでしまってよかったのだろうか、といつも不安に感じるほうなので、後輩が相談してくれると安心するんです。後輩の様子がよくわかりますから。

私　その通りですよね。相談という形で様子を教えてくれるのは、むしろありがたいことですよね。

シラネ　はい。

私　たとえば、後輩が、仕事を頼まれたきり、何の報告も相談もしてこなかったら、どう思いそうですか？

シラネ　……もちろん、仕事そのもののことも気になりますが……私の場合、それ以上に、後輩はこんな仕事を押しつけられて不愉快なんじゃないか、とか、そういうことが気になると思います。

私　なるほど。こうやって考えてみると、シラネさんの上司にとって、シラネさんが相談してくださることも、決して悪いことではないと思いますが。上司というのは、部下に点数をつけることが一番の仕事ではなくて、部下をうまく活用して会社のためになる成果を上げることが仕事なのですから。うまく活用するためには、部下がどんなふうにやっているかを知っておきたいのではないでしょうか。

シラネ　……それもそうですね。

ここでは新しい仕事を始めるに当たって上司の協力をえるという新たなスキルを検討していきます。シラネさんもそうですが、多くの場合、それは「スキルを学ぶ」というよりも、その障害となっている思いこみを実際に検討してみるという形をとります。シラネさんの場合も、「何が気になるのか」を明確にしながら、新たなパターンを少しずつ試していきました。そのなかには、定期的に上司に研修の報告をし、うまくいっていないと自分が思う点について上司の意見をあおぐ、というようなことも含まれました。

また、もうひとつの柱としては、新たに必要となるスキルそのものが対人関係的な性質のものである場合は、その内容もよく検討してみる、ということがあります。シラネさんの場合には、研修という対人関係でした。対人関係療法の治療者は研修の専門家ではないので研修の仕方を一緒に考えるわけではないのですが、たとえば新人が「あくびをした」ということを、「自分の研修は平凡で退屈だ」というメッセージに受け取った、という点に注目していきます。研修を効果的に進めていくためには、相手からきちんとフィードバックを受ける必要があります。あくびを解釈するよりも適切なやり方があるでしょう。フィードバックを受ける方法について、シラネさんといろいろな可能性を検討してみました。最もシンプルなやり方は「今日の研修はどうでしたか？」と直接評価を求めることでしたが、社交不安障害を持つシラネさんにとっては恐ろしすぎてできないことでした。特に複数の新人に同時にクレームをつけられるようなシーンは、考えただけで会社をやめたくなりました。

最終的に、個別面談を研修プログラムに組みこむことにしました。そこで、新人の悩みを聞いたり、自信のないところを聞いたりするのです。研修については、今までの研修がどうだったかということを尋ねるのではなく、「これからの研修で特に身につけていきたいことは何ですか」と尋ねることにしました。これは、相手の役割期待を明確にする手法です。自分自身が評価を下されることは不快なことですが、相手の期待を明らかにして、それを満たせるように工夫できるところはする、という姿勢であれば前向きに取り組むことができます。役割期待に注目するというこの方法は対人関係療法的な考え方ですが、一般の人間関係に応用して役立てることができます。詳しくは次項をご参照ください。

対人関係上の役割をめぐる不一致

私たちはどんな人に対しても何らかの役割を期待しているものです。それが具体的な行動であることもあれば、全般的な態度であることもあります。対人関係上のストレスは、この役割期待がずれるときに起こってきます。つまり、自分が期待していることと相手が現実にやっていることがずれていたり、相手が自分に期待していることが苦痛なことだったり、という場合です。こういうずれはあちこちにあるのですが、それが病気の症状と大きくかかわっているときに、対人関係療法では「対人関係上の役割をめぐる不一致」として焦点を当てて治療をしていきます。

社交不安障害の場合、うつ病などの病気と違って、特定の個人との特定の不一致がそのまま病気の発症につながっているというケースはあまりありませんが、誰かとの不一致のなかで症状が強まるようなときや、病気を治そうとしていくと誰かとの関係が問題になってくるようなときには、「対人関係上の役割をめぐる不一致」を治療焦点として選ぶことがあります。また、役割期待という考え方は、社交不安障害の治療を進めていく上で、必ず役に立つものです。

社交不安障害の人によく見られる「不一致」として、「静かな不一致」があります。明らかなけんかのような形ではなく、社交不安障害の症状を長引かせるような、構造的な不一致なのです。たとえば、「社交不安障害を治す」ということだけをとっても、不一致が存在することは多いです。過保護な親や配偶者がいる場合、相手が何でもやってくれるので、自分が依存した存在で、自力では何も出来ない、という感覚が強まってしまい、社交不安障害が持続する悪循環を生んでしまいます。自分に力がないと感じれば、不安な状況をますます避けるようになるからです。

不一致は過保護（自立の阻害）というテーマだけではありません。社交不安障害の人が「いい人」を演じやすいというのも、不一致のひとつの形です。社交不安障害を持つ人は、全般に、自分のニーズよりも他人のニーズを優先させる傾向にあります。それは、ネガティブな評価を恐れるためでもありますし、本人の自己肯定感の低さとも関連しています。自分のニーズなど大した価値はないと思うのです。自分のニーズを伝えないと、結果として、それを正当なものとして認めてもらう機会を持つことができなくなります。すると、自分のニーズにますます自信が持てなくなり、他人のニーズを優先させるパターンが強化される、という悪循環がやはり成立していきます。

この悪循環のなかで、社交不安障害の人は、「自分のニーズを伝えないことが相手との関係性をよくするための秘訣」だと思っています。ところが、実際の人間関係では、お互いにいろいろなことを打ち明け合うことによって、相手への理解が深まり、親しくなっていくものです。自分のニーズを伝えないというパターンを続ける限り、人と親しくなることはできません。これもひとつの「対人関係上の役割をめぐる不一致」であると言えます。相手は親しくなるためにもっと自己開示してほしいと望んでいるのに、こちらは親しくなるために自己開示を控えているからです。そして結果として親しい関係が作れないということにストレスを感じる、というのは、「対人関係上の役割をめぐる不一致」によくある形です。

まず、ずれを明らかにする

「対人関係上の役割をめぐる不一致」の治療は、まず、どのように役割期待がずれているのかを明らかにするところから始めます。社交不安障害になると、「自分がおかしい」と感じるため、相手との関係にストレスを感じてもそれは自分の責任だと思いがちです。ですから、「相手の問題」「関係性の問題」としてとらえるという習慣をつけることから始める必要があります。

タカオさんは、自分が受けている治療について知りたがる母親にストレスを感じていました。タカオさんはすでに三十代なのに、母親は治療についていろいろと質問し、他の治療のほうがよく効くのではないか、というような干渉をしてくるのです。でも、タカオさんは「いつまでも治れずに心配をかけている自分が悪い」と言っていました。

タカオさんがなぜ母親の干渉にストレスを感じるのかをよくよく話し合ってみました。すると、「自分なりに信用できる治療者を選びたいと思っている。それには、しばらくのあいだ落ち着いて治療者を見極める時間が必要だ」ということでした。まだ数回しか会っていない治療者について「他の治療者のほうがよいのではないか」と言ってくる母親に、明らかにペースを乱されていたのです。

本来、タカオさんも母親も、望みは同じはずです。それは、社交不安障害という病気を治すことです。そのために母親に協力してほしいことは何か、というふうに考えていくと、タカオさんはようやく母親に「治療についてのアドバイスが必要になったときは聞くから、それまではちょっと見守ってもらえるとありがたい」と伝えることができました。

タカオさんのように、家族関係における境界設定が必要になる患者さんは少なくありません。もともと過保護だったところに、社交不安障害についての不安が上乗せされて、かなりの過保護になってしまっている家族は多いからです。でも、たとえば思春期に人間がどのようにして自立心を獲得していくか、ということを考えていただければわかりますが、自分が自由にできるスペースを持って、いろいろと試行錯誤する必要があるのです。社交不安障害の治療でも同じようなプロセスを踏む必要があります。

タカオさんのように、家族に自分の気持ちをできるだけ率直に話して、「こうしてほしい」と言えるようになることは大切です。ほとんどの場合、家族も「病気を治してほしい」という希望は一緒ですから、病気についての正しい知識を持ってもらうことでそれは実現可能なものになってきます。もちろんすべての家族に理解があるわけではありませんし、社交不安障害になる人の家族には批判的な人や極度の心配性の人も多いですから、率直に自己主張をしたからと言って必ずしもその通りになるわけではありません。そんなときには、「家族が病気になってすら、今までのパターンをやめられないんだな」というふうに「相手の問題」として見ることができると楽になります。問題は自分にあるのではなく相手にあるのだという認識は、社交不安障害においては治療的です。

なお、これも社交不安障害の人によく見られるパターンなのですが、「相手の問題」として認識してもなお、「そんな弱点を持っている家族の面倒を自分が見なければ」という考え方をする人もいます。ここでも相手のニーズを優先させてしまうのです。そんな人に対して私がよく言うのは、「確かに相手には弱点があるかもしれないけれども、現時点で病気になっているのは○○さんであって、相手のほうではないのですよ」ということです。自分は病気になるほどストレスを抱えているのに、それでも（病気になっていない）相手のストレスを減じるために自己を犠牲にすることしか考えられない、というのは、明らかにバランスを欠く考え方です。また、相手を本当の意味で支えていきたいと思うのであれば、まずは自分の病気を治すことが先決だという現実的な考え方が役に立つ場合もあります。

「不一致」は、大きな構造として見たときには家族との間に多く見られるものですが、社交不安障害の症状が、職場の上司や同僚など特定の関係のなかで強く出てくるというようなケースもあります。そのような場合は、そこにどんな「役割をめぐる不一致」があるのだろうかと考えてみると、プラスになることが多いです。明らかなもめごとがあるわけではなくても、対人ストレスは「役割期待のずれ」の存在を表すものです。

男性会社員のモリヨシさんは、部内会議で最も不安が強まることを認識していました。もちろん他の会議でも緊張はするのですが、どういうわけか部内会議が一番ひどいのです。部内会議の恐怖のために、モリヨシさんは退職すら考えるくらいに思いつめていました。

部内会議がモリヨシさんにとってどんな意味を持つのかということを探っていくと、そこは同僚との競争の場でした。部内会議でどれほどかしこく見えるかによって職場における自分の位置づけが決まってくると思っていたのです。そして、同僚たちはいつも上昇のチャンスをねらっているとモリヨシさんは思っていました。

モリヨシさんには、違うレベルで同僚とかかわることを考えてもらいました。まず、会議の前後にちょっとした会話をしてもらうことになりました。いろいろと検討した結果、最初は会議終了後に目の合った同僚に「お疲れさま」と声をかけることから始めることになりました。

かなりの緊張を乗り越えてモリヨシさんが「お疲れさま」と言ったところ、同僚は「お疲れ」と言葉を返してくれました。それはとても自然な感じで、モリヨシさんはかなりびっくりしたそうです。もちろん、ポジティブな「びっくり」です。それだけですべての不安が一瞬にして解消するようなことはありませんでしたが、次へと進む一歩にはなりました。しばらく「お疲れさま」をやっているうちに、今度は会議前に「いやあ、緊張するな」と言ってみるようになりました。徐々にではありましたが、同僚との関係性は変化してきたようでした。

モリヨシさんのケースでは、同僚への役割期待をより多面的に考えてみたと言えます。それまでモリヨシさんが同僚から期待されていると感じていたのは、競争相手という役割だけでした。その象徴が「部内会議でかしこく見せること」だったのです。でも実際には、モリヨシさんの新たなコミュニケーションの結果からも明らかになったように、職場といえども人間関係はそんなに単純なものではありません。モリヨシさんの同僚は、おそらくモリヨシさんのことを「近づきにくい」と感じていたと思います。自分をかしこく見せなければということに集中している人は、まわりの人に堅苦しさやプレッシャーを与えるものだからです。また、社交不安障害の人の常として、モリヨシさんも自己開示をしていませんでしたから、まわりの人は親しさを感じることができなかったはずです。ですから同僚から近づいてくることもなく、そのことがモリヨシさんの「かしこく見せなければ」という思いこみを強めていたのだと思います。

より気軽な、人間らしいやりとりを加えてみることによって、モリヨシさんはその分近づきやすい人になったのだと思います。そして相手が自然に心を開いてくれる様子を見て、モリヨシさんは徐々に安心を感じていったのです。

なお、モリヨシさんの「お疲れさま」の場合もそうなのですが、「最初の一言」は面接のなかで一緒に考えることが多いです。「かしこく見せなければ」と思っているモリヨシさんには、「気軽な一言」を考えることがとても難しかったからです。こんな感じに話し合っていきました。

私　何か気軽な一声をかけるところから始めたらどうかと思うのですが、会議の前か後かだったら、どっちのほうが声をかけやすいですか？

モリヨシ　……どっちも難しいけれど、前は無理ですね。すごく緊張していますから。

私　わかりました。では、会議の後でやってみましょう。どんな言葉をかけましょうか？　気軽な一言でよいのですが。

モリヨシ　……難しいですね。気軽っていうのが。

私　他の方たちはどんな感じですか？　会議が終わった後。

モリヨシ　……そうですね、「お疲れ」とか「メシだ、メシ」とか言ってますね。
私　「お疲れ」と「飯」はどっちのほうが言いやすいですか？
モリヨシ　……それはやっぱり「お疲れ」のほうですね。
私　では、「お疲れ」でやってみましょうか？　できそうですか？
モリヨシ　……ちょっとなれなれしすぎる感じがして抵抗がありますね。
私　ちょっと変えてもいいですよ。
モリヨシ　……「お疲れさま」かな？
私　ああ、ずっと礼儀正しくなりましたね。そう言われて嫌な気持ちになる人はいそうですか？
モリヨシ　……まあ、いないかな。

最初の一言「お疲れさま」は、こんなふうに、ご本人との合作として開発されました。その後はだんだんと、モリヨシさんが自分で考えるようになりました。社交不安障害の人の多くが、基本的には「どうすべきか」ということを知っています。ただ不安が強すぎてその知識を生かせないだけなのです。ですから、不安が減じてくるにつれて、「どうすべきか」を自分で考えられるようになってきます。

サポート源の重要性

「役割の変化」でも説明しましたが、人は何らかの社会的なストレスに対処するためにサポート源を必要としています。サポート源が安定していないと、社交不安が強化される可能性があります。たとえば、配偶者との間に不一致を抱えている人は、自分が職場でどう見られるかということについて敏感になる場合があります。本来職場で多少バカにされても、一緒に憤慨してくれるような配偶者がいれば、ある程度衝撃は緩和されるものです。下図に私たちにとって距離が近い順に対人関係を示しますが、対人関係療法は中心にある「重要な他者」との関係性に注目していく治療法です。もちろんそれ以外の人との関係性もストレスにはなるわけですが、「重要な他者」との関係性が満たされていれば、病気にまでは至らないことが多いのです。55ページで述べましたが、社交不安障害という病気と、身近なところに批判的だったり過保護だったりする人がいたということの関連性を見れば、それもやはり「重要な他者」との関係性の問題として考えることができます。

そもそも何らかのリスクを冒《おか》そうとするときには、「失敗しても大丈夫」というメッセージを親しい人が送ってくれることが何よりの力になります。「失敗したら

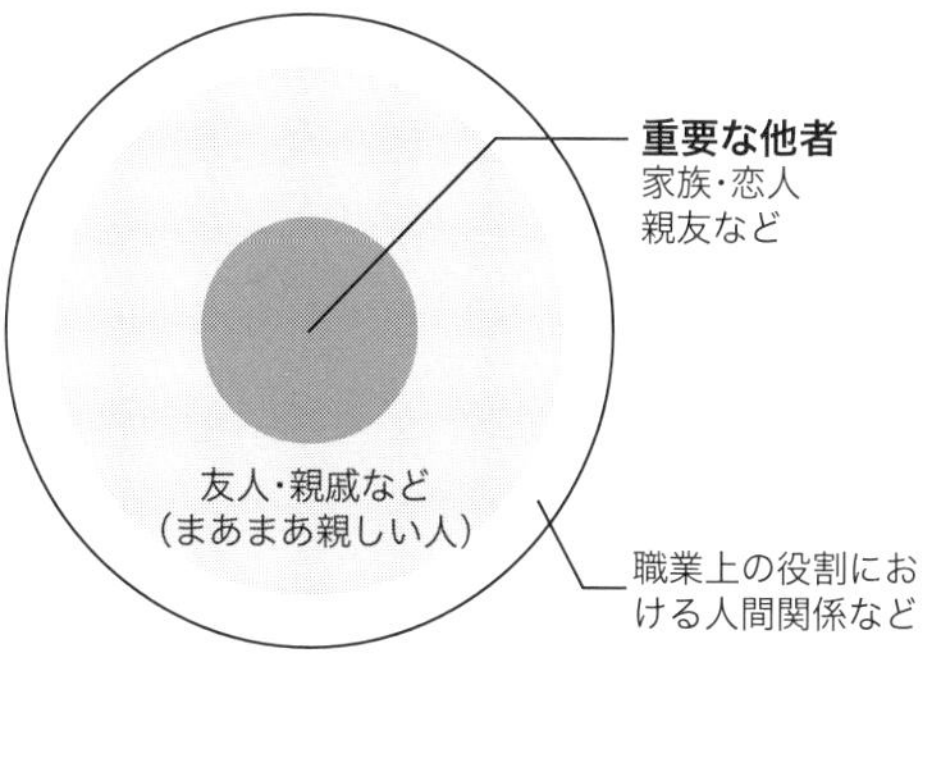

自業自得だからね。知らないからね」と言われてしまうような環境では、リスクを冒すことに全般的に消極的になってしまうのも無理のないことでしょう。

社交不安障害の治療においても、このあたりの不一致は整理しておく必要があります。前出のタカオさんのケースはこれに当たるでしょう。治療で失敗するのではないか、と冷や冷やして構えている母親が脇にいると、新たな治療を試してみるというリスクを冒すことも難しくなるのです。

自分だけのせいではないということを認識する

社交不安障害の治療において重要なポイントは、対人関係上の不一致が自分だけのせいでないということを理解してもらうことです。何でも他人のせいにする人も問題ですが、社交不安障害の場合の問題は、何でも自分のせいにすることです。

男性会社員であるホタカさんは、上司と一緒の会議に出席すると症状が著しくひどくなりました。どんな上司かということをよく聞いてみると、パワーハラスメントと呼んでもよいくらいに批判的で感情的な上司のようでした。そのような状況では、不安が強まるのはむしろ当然のことでしょう。社交不安障害を持つホタカさんは、その状況でひどい不安を感じるのは自分がおかしいと思っていましたが、「自分がおかしい」と感じることそのものが社交不安障害の症状なのだ、ということを繰り返し説明しました。つまり、そんなにひどい上司と一緒の会議に出れば誰でも不安や恐怖を抱くものであって、そう感じない人のほうがおかしいということを理解してもらったのです（このことは後で同僚に「会議はいやだな」と話しかけることによって、同僚も同じように感じていることを知ってもらいました）。

ひどいことを言われたら、恐怖を感じたり萎縮したりするのは人間として当然のことだということを知っていくのは大切なことです。

ホタカさんの上司の場合などは、ほとんど「相手のせい」と言える状況でしょう。なかには、「お互いさま」という状況もあると思います。たとえば、社交不安障害の人によく見られるケースとしては、自己主張しないので相手が図に乗る、というものがあります。そういう場合は確かに、少なくとも相手との関係においては「お互いさま」と言えるでしょう（本人は社交不安障害という病気を抱えているわけですから、本当の意味では「お互いさま」とも言えませんが）。いずれにしても、社交不安障害の人が考えているように「すべては自分のせい」などという人間関係はないと言っても過言ではありません。

境界を設定する

相手との間に起こることは自分だけのせいではないということが認識できれば、次のステップとして、関係性を変える方法を考えることができます。自分が相手に何を期待しているのかを整理して、その伝え方を考えるのです。

相手への期待の整理の仕方として、社交不安障害の人にとても役立つのは、「境界設定」と呼ばれる考え方です。これは、自分側の問題なのか、相手側の問題なのか、という境界線をはっきりさせるというような意味です。満足のいく人間関係においては、境界線がしっかりと引かれ、お互いの「敷地」を尊重し合うことができているでしょう。しかし、自分が決めるべきことなのに相手が決めてしまう（相手が自分の「敷地」に入りこむ）ことも多いですし、本来は相手の問題なのにまるで自分の責任であるかのように感じて気を遣ってしまう（相手の「敷地」に自分が入りこむ）、ということも少なくありません。このように「敷地」を侵《おか》してしまうと、ストレスにつながります。

社交不安障害の本質はネガティブな評価を恐れるというところにありますが、前項でお話ししたように、批判を受けるようなときには、「相手の問題」という要素も必ずあります。ところが、社交不安障害になると、どうしても「自分の問題」として考えがちです。これは、相手の「敷地」に入り込んでしまっている、ということになります。相手は出がけに夫婦げんかをしたために機嫌が悪いのかもしれないのに、「あなたの機嫌が悪いと、私は自分のことを責めてしまうので、機嫌よくしていてもらえませんか？」と頼む、という状況を考えていただければ、どれほど相手の「敷地」に入りこんでいるかがわかると思います。完ぺきな人間などいませんので、たまに機嫌が悪い日があっても、許してあげてもよいでしょう。

批判を自分の問題としてとらえてしまうという病気の症状そのものは「相手の『敷地』に入り込んでしまっている」性質のものですが、治療において対人関係上で意識していきたいのは「自分の『敷地』を守る」ということです。ネガティブな評価を回避することによって自分の「敷地」を守っている、と思うかもしれませんが、実際は逆です。「いい人」になってしまうことに代表されるような自己主張のなさは、相手が自分の「敷地」に入りこむのを許していることになります。たとえば、母親が治療に関して過干渉であるタカオさん（123ページ）などは、そのよい例です。

相手の「敷地」に入りこんでしまうと、本来自分が引き受けなくてよい心配まで引き受けてしまい、本来自分のせいでないことによって自分を責めてしまいます。相手を自分の「敷地」に入れてしまうと、相手に振り回されてしまいます。いずれも、かなりのストレスを生み出す状況であると同時に、相手との関係性も損なわれます。本当に親しく安定した関係を作っていくためには、境界線をきちんと守ることが必要です。自分の「敷地」も相手の「敷地」も尊重することが不可欠なのです。そのためには、問題が起こったときに、それが自分の「敷地内」の話なのかどうかを考える視点を持つことが重要です。

タカオさんは、以上の理屈は理解しました。でも、そんなことを母親に伝えたら傷つくだろう、ということを心配していました。母親の言動がどれほど不適切であっても、要は心配でやっているることなのですし、批判的な亭主関白だった父親に苦労をさせられてきた母親を気遣う気持ちを強く持っていたのです。タカオさんのそれらの気持ちは否定されることなく、むしろコミュニケーション改善のための糸口として活用されました。まず、どういう言い方が頭にあるためにタカオさんは母親が傷つくと思っているのかを聞いてみると、「自分の治療のことなんだから口を出さないでほしい」というような言い方を想定していました。実際にそれに近い言い方をタカオさんは過去にしたことがあり、そのときに母親は涙ぐんだそうです。ですから、母親が傷つくだろうというタカオさんの推測には根拠があったわけです。

改めて、タカオさんが本当に伝えたいことを考えてもらいました。そこには、「母親は、要は心配でやっていること」という認識と、「母親を傷つけたくない」という思いやりも含まれるだろうということになりました。そして、いろいろと検討した結果、「治療についてのアドバイスが必要になったときは聞くから、それまではちょっと見守ってもらえるとありがたい」という言い方に落ち着きました。この言い方であれば、タカオさんの気遣いもよくわかりますし、タカオさんが何を求めているのかがよくわかり、母親もいたずらに不安をかき立てられないですみます。

タカオさんは、言い方の練習をしてみました（ロールプレイ）。そして、何とか言えそうだということを身体で感じ、実際に母親に伝えることができました。

自分が不満に思うことについて表現して変えてもらうように交渉するということは、社交不安障害の人にとってはとても難しいことです。それがとても不適切に感じられたり、関係がこわれてしまうのではないかと心配になったり、あるいは相手からひどい反撃がくるのではないかと恐れるからです。

そういうことについては、表現に工夫をすることでハードルがぐっと下がります。怒りとしてぶつけてしまうと、本当に恐れた結果を招くかもしれません。たとえばタカオさんが「自分の治療のことなんだから口を出さないでほしい」と言っていたら、母親は傷ついたかもしれません。相手によっては怒るでしょう。でも、「本当に伝えたいこと」、つまり相手にどういう役割を期待するのか、ということをよく整理して伝えれば、ひどい結果になることはまず考えられません。それでひどい反応をするとしたら、明らかに「相手側の問題」でしょう。そういう場合は、ホタカさん（130ページ）が同僚と「会議はいやだな」と話し合ったように、他者と状況をわかちあって客観視することで、だいぶ楽になると思います。

なお、この考え方は、「親密さへの不安」を持っている人にも役立ちます。少しでも親しさを見せると相手が急速に距離を縮めるかもしれず、自分が振り回されることが恐いので一切親しくならないようにしている、という人はあんがいいます。社交不安障害の人は、他人と親しくないことでさびしさを感じ、他人と親しくなることに恐怖を感じる、というジレンマを抱えています。親しくなると相手は自分の真の姿（できそこない、どこかおかしい）を知ってしまうだろうから親しくなれない、という気持ちを持っている人も多いです。

そういう場合に、境界線は自分で守れるという自信をある程度持っていることは重要です。親しさを見せると相手は距離を縮めてくるかもしれない。でも、自分の「敷地」に入りこむようだったら、自分はそれを食い止めることができる。また、親しくなったとしても、相手の「敷地」にまで立ち入っていろいろと心配しないこともできる。そんな自信をある程度身につけておけば、他人と親しくなることの恐怖が減じ、実際に他人との親しさを深め、さびしさを減じることができるようになるでしょう。

コミュニケーションと不安の関連に気づく

不安は、安全確保のための感情ですので、安全かどうかがわからない状況で起こってきます。対人関係において、安全かどうかを知るための手段はコミュニケーションです。コミュニケーションを通して、相手との関係における自分の位置づけがわかります。自分が伝えたいことが伝わり、相手に受け入れられると、安心するものです。また、相手が言っていることを理解でき、それに裏がないということがわかれば、安心につながります。

　ここまでに見てきた「役割期待のずれ」という観点からも、コミュニケーションは重要です。相手への期待はきちんと伝わらないと果たしてもらえません。役割期待がずれないということは、対人関係をコントロールできているということですが、コントロール感覚は、不安をなくしていくためのポイントです。

　本来、人とのやりとりにおける不安が強い社交不安障害の人は、人一倍コミュニケーションに気を配って、安全を確認したほうがよいはずですが、実際には、社交不安障害の人は、むしろ不安を強めるコミュニケーションをしていることが多いものです。それはもちろん、病気の性質と関係があります。社交不安障害の人は、相手から発せられるメッセージを基本的には「相手は自分に対してネガティブな評価を下すものだ」というフィルターを通して受け取りますので、相手のメッセージを正確に理解していないことが多いのです。また、自分への自信のなさや厳しさから、自分の言いたいこともちゃんと伝えていないことが多いのです。よく見られるパターンには、次のようなものがあります。

言葉を使わないコミュニケーション

　自分の気持ちを言葉で伝えずに、ため息をついたりにらみつけたりする、というコミュニケーションです。言葉を使わないコミュニケーションでは、メッセージが正確に伝わりません。ため息をつかれたりにらみつけられたりしても、相手は何が問題となっているのかすらわからないかもしれませんし、自分がどういう改善を求められているのかはまずわからないでしょう。望んだ通りの結果につながらない可能性もそれだけ高くなります。なお、暴力や自傷行為も「言葉を使わないコミュニケーション」です。

間接的なコミュニケーション

言葉を使ってはいても、直接的な言い方をせずに、嫌みを言ったり、遠まわしな物言いをしたりしてしまうこともあります。言いにくいことを言う場合には、間接的な言い方をしたほうが「角が立たない」と感じる人は多いですし、社交不安障害ではますますその傾向が強まります。でも、言葉を使わないコミュニケーションと同じで、間接的な言い方では、伝えたいことが伝わらず、誤解につながったりします。

また、自らの社交不安を隠すために、あえて理屈っぽいコミュニケーションをする人もいます。もちろんそういうやり方では人との親しさを深めることはできませんので、自信をつける機会もなく、社交不安が改善する機会もえられません。

さらに難しいのは、社交不安を隠そうとして攻撃的・拒絶的な姿勢をとる人です。これは意図的にやっているというよりも、「そうなってしまう」というほうが近いのですが、男性に多く見られるパターンです。本音を知られることの恥ずかしさへの恐怖から、相手が自分の内面を決して見ることができないように防御してしまうのです。「私は今こわいと感じましたが、私に対して怒っているのですか？」と指摘されて初めて、自分のコミュニケーションの効果を知った、という患者さんもいます。自分の恐怖で頭がいっぱいであるために、自分が他人の目に「こわい」と映る、などという可能性を考えてみたこともないのです。ぶっきらぼうに見える人が、実は内気なだけで、親しくなってみると人なつこい側面が見えてくる、などというのも、病気ではありませんが、これに類似したテーマです。

自分の言いたいことは伝わっているという思いこみ

はっきりした言い方をしなくても、他人は自分の必要としていることや自分の気持ちがわかっているはずだと思いこむ、というパターンです。超能力者でもない限り、言わないことは伝わりません。このような考え方でいると、「わかっているはずなのに、なんであんなことをするのだろう」などという不満がつのり、相手とのずれは広がるばかりです。

このパターンは、「言葉を使わないコミュニケーション」「間接的なコミュニケーション」とセットで問題になることが多いです。つまり、あいまいなコミュニケーションしかしていないのに、相手はわかったはずだと思いこみ、改善されない相手の態度を見て絶望を深める、という具合にです。

相手の言いたいことはわかっているという思いこみ

102ページで出てきたシラネさんは、相手のあくびを「自分の研修が平凡で退屈だというメッセージ」として受け取っていますが、シラネさんのように、相手のメッセージを理解したと思いこむというパターンは社交不安障害の人に多く見られます。確かに、自分が相手のメッセージを正しく理解したかどうかを確かめるためには、相手に直接向き合う必要があり、それは社交不安障害の人がもっとも恐れることだと思います。でも、確認したわけでもないのに相手からネガティブな評価を受けた、と思い込んで暮らしていくことの大きなストレスを自覚することは大切です。シラネさん（120ページ）やモリヨシさん（126ページ）のやり方が参考になると思いますが、一番恐ろしい部分でなくてもよいので、相手との交流を始めることが重要です。

沈黙

怒りや不快を表現せずに沈黙してしまうというパターンです。相手に直接怒りをぶつけるよりも沈黙したほうがまだましであると考えている人も多いと思いますが、沈黙というのはコミュニケーションの打ち切りであり、もっとも破壊的な対応であるとも言えます。沈黙も、「自分の言いたいことは伝わっているという思いこみ」とセットで用いられ、「何も言わなかったのだから私が不愉快だったことはわかっているはず」というような思いこみにつながります。もちろん、相手が正確に理解していることはまれです。

以上を見てくると、問題のあるコミュニケーションでは、「生の」相手に向き合っていないという特徴が理解できると思います。コミュニケーションにおいては、「生の」相手に意識を向けることがとても重要です。そのような意識は、社交不安障害の治療のためにも役に立ちます。タロウさん（45ページ）は留学中に社交不安障害が気にならなくなっていたというケースですが、その理由は「相手に伝えること」に意識を集中させたからだということです。タロウさんは日本人も結局同じだという結論に達し、日本人が相手の場合のコミュニケーションにおいても「相手に伝えること」にできるだけ意識を集中させるように心がけ、社交不安を少しずつ乗り越えていきました。

身近にいる批判的な人たちとの「不一致」を改善する

社交不安障害は病気である、という視点は一貫して持ち続けることが必要ですが、その症状に影響を与えている因子はコントロールしていくことができます。これはたとえば、糖尿病が病気であることは間違いないけれども、食物や運動のような因子をコントロールすることはある程度可能だというのに似ています。

ゴロウさんは、とても批判的で決してほめることのない父親に育てられ、現在では父親が経営する会社で働いていました。父親はゴロウさんの仕事ぶりについてもあれこれ批判し、ゴロウさんが会社のためにと思ってやったことでも決して評価しようとしませんでした。ゴロウさんは、社交不安障害にうつ病も併発しており、自分の未来に何の希望も見いだせず、死ぬことすら考えていました。うつ病も併存しているゴロウさんは朝に弱く、しばしば会社に遅刻しました。そんなゴロウさんが、「やる気がないのか」と、父親の批判の対象になったのは当然のことでした。

ゴロウさんの父親に、社交不安障害とうつ病について説明を試みました。父親は聞く姿勢は見せたものの、「それで、いつ治るんですか。こっちだって会社がかかっているんです。治る時期を特定してください」と詰め寄ってきました。治る病気だけれども、「治る時期を特定してください」というような姿勢でいると治りが遅れる、という説明は、父親には受け入れがたいものだったようです。「本当は弱い人間であるだけなのに、病気だという言い訳を使っているのではないか。昔は皆もっと苦労したものだ」というところに戻ってしまいました。

病気についての教育は気長に続けていくとしても、現在の不一致には解決の糸口をつかむ必要があります。ここで注目したのは、ゴロウさんがなぜそれほど苦手な父親の会社で働いているのか、ということでした。ゴロウさんが挙げた理由は主にふたつありました。ひとつは、一代で事業を築き上げた父親の努力を無にしないため、父親を助けたいということ。もうひとつは、会社を継がなければ今まで父親の批判に耐えてきたことが無駄になる、ということでした（父親の批判に耐えてきたわけでもない人が会社を継ぐのはずるい、という理屈でした）。後者については、父親との関係性のみでなくゴロウさんが人間としてやりがいを感じることなどを話し合っていくことになりました。また、会社を継がなくても、父親が築き上げたものを何らかの形で相続することは可能ですので、そういう選択肢も考えてもらうことにしました。

治療でもっとも注目したのは前者のほうでした。これだけ関係性が悪いのに、それでも「父親を助けたい」と思う患者さんは少なくないものです。それが親子というものなのかもしれません。一方、「こっちだって会社がかかっているんです」と言った父親に、会社と息子についての考えを聞いてみました。父親の希望は、そのふたつを当面切り離してほしいということでした。病気だというのであれば、よく理解はできないけれども、父親としてできる協力はしたいと思う。でも、会社は別であって、それは自分のプライベートな関係によってリスクにさらすことはできない。それが父親の言い分でした。

ゴロウさんが父親を助けたいという気持ちを持っているということを伝えると、父親は「そんなことが今のお前にできるわけがない。まずは自分をしっかりさせろ。そうしないと、助かるどころか、迷惑だ」と言いました。自分が親を思う気持ちを否定されたゴロウさんは、「親父はいつもそうやって俺を否定する。会社のこともそうだ。よかれと思ってやったことも、何でも否定する」と怒りを爆発させました。でも、ただでさえ批判的な父親に、会社というプレッシャーがかかる場で、治療への協力を要求することがそもそも妥当なことなのか、ということを考えてもらうと、やはりそれは妥当ではないことだという結論になりました。また、批判的な父親が仕事でもプライベートでも近くにいるということが社交不安障害の治療にとってかなりマイナスになるということは、ゴロウさんにも理解可能でした。

これらの検討の結果、まずは父親の会社で働くことを当面やめることにし、他の会社に就職しました。その際に、父親には「病気を治すために父親として協力してほしい。また、病気が治っていく過程で、父親の会社で働くことがプラスになるようだったら、そのときは協力してほしい」と伝えました。これは、病気と会社を切り分けてほしいという父親のニーズにも合うことでした。父親はこのプロセスを批判しませんでした。実はゴロウさんにとって、大きな決断を父親に批判されなかったのは、これが初めての体験でした。

ゴロウさんと父親の関係のなかでは、父親をただの批判的な人として見るのではなく、父親にもニーズがある（創業社長としての緊張やメンツがある）という認識にもとづいて、役割期待の調整をしました。結果として、父親のニーズも満たされる形が作れたので、父親の協力もえることができるようになったわけです。ゴロウさんを会社にとどめたままで病気を理解してくれ、というような期待をしていたとしたら、父親のキャパシティを超えてしまい、円満な解決はできなかったでしょう。

身近にいる過保護な人たちとの「不一致」を改善する

社交不安障害が過保護な家族によって支えられていることが、明らかに、あるいは暗に、認識できるケースもあります。たとえば、本人にかわって決定をしたり、トラブルを予防しようと動いたり、安心を提供しようとして「あなたはずっとこのままで大丈夫だからね」と言ったり、という具合にです。あるいは、他人との関係のなかで本人の代理をしてしまう、ということもあります。本人が社会的な行動をとろうとすると足を引っ張る人もいますが、これは本人の自立を事実上阻害していることになります。たとえば、自分の妻の内気さが問題だと言いながら、妻が実際に外に友人を作ったり社会活動をしたりしようとするとよい顔をしない夫、などというケースもあります。

これは「鶏と卵」のようなもので、どちらが先だったのかは実際のところよくわからないことが多いです。人が社交不安障害になると、その家族は過保護になりがちですし、もともとそのように育てられたことが社会的なスキルを育てる機会を奪い、社交不安障害の発症につながったという可能性もあります。

三十歳の女性シオミさんは人前で話すことに恐怖を抱いていた患者さんですが、家族との人間関係を聞いていくと、両親がとても過保護で、シオミさんのことを子どものように扱っていることがわかりました。同居を続けているだけならまだしも、両親、特に母親はシオミさんのプライバシーに至るまで全てを知りたがり、シオミさんもすべてを話していました。そのシオミさんの話に合わせて、心配性の母親は先回りしていろいろなことをやってくれていました。

たとえば、シオミさんがブティックでの販売のアルバイトを見つけてきたときには、「そんな不安定な仕事では病気が悪くなる」と言い、自分の知人の会社で働けるように話をつけてしまいました。その会社は、シオミさんには全く関心のないＩＴ系の業務をしていました。シオミさんは、ファッションに関心があったので、ブティックであれば、女性客との一対一の接客であれば、何とか自立していけるのではないかと自分なりに考えた結果だったのですが、母親によって職種も変えられ、さらに母親は、シオミさんにいろいろと便宜を図るように、知人である社長に頼んでしまったのです。そのことによって、シオミさんは、自分が自立できない人間だという感覚を改めて植え付けられ、そんな経緯を知られるのが恐いために人と親しくなれず、社交不安障害の悪循環を作り出していました。対人関係療法としては「役割をめぐる不一致」と考えるのが最も適切だと考えられました。シオミさんにとって何が一番よいのかということについての考えかたのずれがあると思われたからです。

シオミさんに、両親との関係性を治療の焦点にするのはどうでしょうかと提案すると、直接反対はしませんでしたが、「私には、やっぱり認知行動療法のほうが合っているような気がします」と言いました。その理由を聞くと、認知行動療法についての知的な話をいろいろとして、「○○大学の××先生も、やはり社交不安障害には認知行動療法がよいとご著書に書かれていましたし」などと、自分と直接関係のない話をしていました。それらに反論することなく、対人関係療法を受ける上で何か心配なことがあるのか、ということをよくよく尋ねていくと、治療を受けると両親と無理矢理引き離されるのではないかと思っていたようでした。両親との距離の近さは彼女にとって「安全」を提供してくれる側面もあり、それを奪われると感じて不安になったのでした。

治療は彼女を親から引き離すものではないこと、そして、目標とすることは、親との関係性のなかで自分がもっと成長した大人として感じられるようになることであることを説明しました。それは一時的には両親との間に緊張を引き起こすかもしれないけれども、現在母親の過保護さに対して感じているいきどおりなどを感じなくてすむようになるので、結果としては家族に感じる親しみは増すかもしれない、ということを説明しました。

シオミさんはこの説明に納得し、両親に対して自己主張をし始めました。まずは、ブティックの販売の仕事は、自信はないけれども、自分なりに考え出した進路なのだということを打ち明けました。

両親には、そうやって自分の意見を持って試行錯誤していくことが社交不安障害の治療のためにどれほど必要なことであるかを説明しました。両親も、シオミさんを近くにおいて安全を確保してあげたいという気持ちと、それを続けていたら両親の死後にどうなるのだろうかという心配とのジレンマに悩んでいましたので、治療の必要性には納得してくれました。

シオミさんは、ブティックでのアルバイトを始めました。そのなかでの悩みを母親に打ち明けると「だから言ったでしょう。そういう職場だってわかっていたのよ」と言われるということが何回かありましたが、シオミさんはそんなときにも、「働いているふつうの人みたいに悩むこともいけないの？」と言えるようになり、それを両親が受け入れてくれることに満足するようになりました。そして、職場の同僚とも、少しずつ話ができるようになっていきました。

シオミさんの例からもわかるように、社交不安障害を対人関係と結びつけることは、一時的に不安を強めることが少なくありません。患者さんはそれまでは不安を強める状況を回避してきたために、「小康状態」にあることが多いからです。自覚症状としても、さびしい、自分が損をしている気がする、充実感がない、などという漠然とした不満しかない場合があります。対人関係との関連に注目していくと、それまで避けていた状況に向き合うことにもなりえます。当然のことですが、それは強い不安を引き起こす可能性があります。一時的であれ、不安が強まる可能性は見込んでおくべきです。「治療を受ければ楽になる」ということは、社交不安障害に対する対人関係療法については、長期的には正しいけれども短期的には必ずしも正しくないときもあります。

忘れずにいたいことは、事態は決して絶望的ではないということです。新たな行動パターンを試すときの不安は、決して現実をそのまま反映したものではなく、不安でも前進していくことによって、最終的には必ずプラスになるものです。強い不安の最中には、それがプラスの結果を生むなどということは非現実的に思われるものですが、今までの治療経験からはそれが現実であることが知られています。

第9章 「役割不安」を乗り越えるために

自分を守るために採用してきた方法の本当の効果を探る

本章では、社交不安障害を持つ人の多くに共通して見られる「役割不安」を乗り越えていくために工夫できることを考えてみます。「役割不安」というのは、社交不安障害に対する対人関係療法で焦点を当てるひとつの問題領域としてコロンビア大学のリプシッツが考えた概念ですが、本来は能力のある領域なのにリラックスできないというような特徴を意味します。身近に批判的な人がいたりした影響で、長年の間に身につけてしまった「根拠のない不安」と言ったほうがわかりやすいかもしれません。これは、社交不安障害の発症と経過に関連の深い問題領域として考えられています。

まずは、自分の対人関係をよく検討してみるところから始めます。対人関係を検討する、と聞くと、すぐに「自分は他人から好かれない」「人と話すのが苦手」などという考えが浮かぶと思いますが、ここで言いたいことはそういうことではなくて、自分を「役割不安」から守るために身につけているパターンを検討してみるということです。たとえば、いつも忙しそうにしている、人と一緒のときは常に携帯電話を操作している、というパターンもあるでしょう。あるいは、人と目を合わせないようにする、できるだけ目立たないようにする、というようなものもあると思います。その場の話に関心がなさそうなふりをする、「いい人」になって相手の言うことを何でも受け入れてしまう、というパターンもあるでしょう。

これらのパターンをよく認識した上で、そのパターンが実際の対人関係や自己肯定感にどのような影響を与えているかを考えてみることは役に立ちます。忙しそうにしたり、携帯ばかり操作したりしていると、他人は「社交に関心がない人なのだ」と思うでしょう。その場の話に関心がなさそうなふりをすると、他人は「自分たちとかかわりを持つことに関心がないんだな」と思うでしょう。いずれも、他人が近づくことを阻《はば》む効果があります。

また、人と目を合わせないようにする、できるだけ目立たないようにする、というようなやり方をしていると、自己肯定感をますます失っていくでしょう。常に人から隠れていなければならない人間だという感覚を増すからです。「いい人」を続けることにも同じような効果があります。「いい人」でいないと自分は好かれない、という感覚を増すのです。実際には「いい人」でないパターンを試したことがあるわけではないので「いい人でいないと自分は好かれない」という証拠はないのですが。

社交不安障害の人のなかには、「いい人」でいるためにやたらと謝る人もいますが、反対に、絶対に謝らないという人もいます。「負けることへの恐怖」があるのです。本当は、ちょっとした行き違いのなかで謝るということには「負ける」というほどの意味もないのですが、自己肯定感が低く、ネガティブな評価を常に恐れている人は、「負け」に敏感なのです。絶対に謝らないという態度は、人間関係の断絶に直接つながることもありますし、社会適応としても好ましくないと思われることが多いでしょう。目標は、「謝る＝負けを認める」という図式から抜け出して、謝ることもひとつのコミュニケーションだと思えるようになることですが、そのためには、違うレベルで人とコミュニケーションをしていくことも必要です。125ページのモリヨシさんの例も参考になると思いますが、「勝ち負け」以外の要素のほうが人間関係にはむしろ多いのだということを身体で覚えていくのです。

なお、患者さんのなかには、社交不安障害を発症する前の自分自身の対人関係パターンを「自己中心的だった」と振り返る人もいます。そういう自分のやり方が他人のひんしゅくを買っていることにあるとき気づいた、自分はそれまでそんなことにも気づかず、本当に恥ずかしい人間だった、というストーリーを語る患者さんは珍しくありません。おそらく「あるとき気づいた」というのが発症の時期なのだと思います。そもそも社交不安障害を発症する前と言うと、小～中学生時代の対人関係のことを言っているのだと思いますが、そのころの対人関係パターンは固定的なものではなく、むしろその後の思春期で人間は他人との関係性を成熟させていくものです。ですから、小学生時代に「わがまま」だった人など限りなく存在しています。そういうパターンで他人とぶつかったり嫌われたりするなかで、妥協を覚えたり社会性を身につけていったりするものです。それが思春期のひとつの重要な側面です。

ですから、自分が記憶している昔の姿がいかに「自己中心的」であろうと、「いい人」でないと自分は嫌われる、という結論にはならないのです。

「いい人」でいないと嫌われるかどうかは、大人として生きている今、試して実感していくしかないことです。そして、今まで患者さんとともにそのような実験をしてきた結果からは、「いい人」でいるのをやめることによって、むしろ、人との関係のなかに、考えられなかったほどの安心や満足を感じることが多いものなのです。

女性会社員のミネさんはネガティブなことが全く言えない「常に前向き」な人でした。少しでもネガティブなことを言うと「暗い」と思われることが心配だったのです。ミネさんはもともとは自分自身の性格が暗いと思っており、それを見せたら嫌われてしまうと思っていました。だから必死で「常に前向き」にふるまっていたのです。でも、ミネさんの人間関係をいろいろと振り返っていくと、「常に前向き」であることがかえって人との間に距離を作っている可能性が浮かび上がってきました。

ミネさんが職場で浮いていると特に感じるようになったのは、ミネさんの部署が新たな業務を引き受けるようになって皆が忙しくなってからでした。皆それぞれにストレスを抱え、休憩時間などには愚痴を言っていましたが、ミネさんは「常に前向き」ですから、愚痴を言うことなどはありえませんでした。「ミネさんも大変だよね」などと話しかけられても「大丈夫です！」と明るく言うだけでした。そのうちに、「ミネさんも大変だよね」などと話しかけられることがなくなり、休憩時間の会話で自分だけが孤立している感覚が強くなりました。

「常に前向き」でいることがかえって人との距離を作っているという可能性をミネさんも認め、パターンを変えていくことにしました。いろいろなやり方を考えてみましたが、そのなかでミネさんがもっとも「しっくりくる」と言ったのは、たとえば「ちょっと今ストレスがたまっているので愚痴らせてほしいんだけど」と前置きして話すやり方でした。これなら、ストレスがたまっている今だけのことであって常時性格が暗いというわけではないことを明確にできますし、なんと言っても本人が「愚痴」と自覚して話していることがわかります。そして、本当に性格が暗い人だったらこんなに社交的な言い方はしないでしょう。これらのポイントが、ミネさんにとっては受け入れやすかったのだと思います。

ミネさんの場合は、自分が暗い人間だと思われないように、という防御法が、かえって人との距離を作っていた例です。そもそも暗い人間だと思われたくなかったのは、人からよく思われたかったからであるはずです。結果としては、今までの防御法はミネさんにとってマイナスだったということがわかり、新しいやり方を試すことができた例でした。

怒りの感情を適切に表現していく

社交不安障害の人は気持ちの表現、特に怒りの表現が苦手です。怒りを感じるのは人間として弱い、あるいは未熟である証拠だと考えている人が多いのです。本書のテーマである不安が、安全確保のための感情であるのと同様に、怒りは人間として適切な環境で生きていくために必要な感情です。通常、怒りを覚えるような環境は「役割期待のずれ」があるような状況です。特に、自分を人間らしく扱ってほしいという期待に相手が応えてくれない場合には怒りを感じるものです。怒りを覚えるので、「自分にとって何かがうまくいっていない」ということに気づくことができます。

怒りを感じることと、それにもとづいて他人を攻撃することとは全く別のことです。怒りを感じたら、状況の不適切な部分に気づき、それを是正するためには何ができるかということを冷静に考えていけばよいのです。第８章の「対人関係上の役割をめぐる不一致」の扱い方が参考になると思います。怒りにもとづいて他人を攻撃するというのはひとつの選択肢でしょうが、「是正」という目的を考えた場合にはあまり採用されることのない選択肢になるでしょう。

怒りを感じることが人間として弱い、未熟な証拠だと思っている人のなかには、「なぜそんなに感情的になるのだ」と家族から批判されながら育ってきた人もいます。怒りを感じることを肯定された経験がないのです。今までは、家族のそういう姿勢が、「怒りを感じることは人間として弱い、未熟な証拠」ということの根拠になってきたのだと思いますが、実際には、その家族は、感情を適応的に扱う方法を教えてくれなかったというだけのことだと思います。

怒ると取り乱してしまい、全身がワナワナしてしまったり涙ぐんだりしてしまう、というタイプの人も、自分が怒るということについて強い苦手意識を持っています。ひとつ言えることは、そのようなタイプの人は、ふだんから基本的に怒りを抑制しているということです。抑制しているのに怒りを感じてしまうので、動揺してしまうのです。このタイプの人も、怒りがいかに役に立つ自然な感情であるかということを理解し、怒りを状況改善のためにうまく活用することができるようになってくると、怒りを過度に抑制しなくなり、怒りを感じても動揺しにくくなってきます。

対立やリスクに向き合うことを考えてみる

不安という感情の意義を考えてみれば、リスクをとることに不安を感じるのはとても正常なことで、誰もが経験することです。しかし、あまりにもリスクを回避し続けると、自己肯定感を高める機会が失われていきます。不安を感じるのは当然のことだとしても、いつもと異なるパターンに一歩を踏み出すことには大きな意味があります。ここでのポイントは、状況に自分も責任を負うということです。状況に責任を負うということは、それだけ結果にも責任を負うことになりますので、リスクはあります。でも、「自分は状況に責任を負える人間なのだ」という感覚は、自己肯定感を高めるものです。少なくとも、状況が他人次第ということではなく、自分もそこに何らかの影響を及ぼすことができれば、コントロール感覚をもたらすことにはなるからです。

対立というテーマについても別の見方をすることができます。社交不安障害の人は、対立というものは取り返しのつかない結果につながると思いこんでいます。これは日本の文化や価値観を考えると決して異常なことではないのですが、実際には人間とはあんがいものわかりのよいもので、意見が対立するケースのすべてが破滅的な結果につながるわけではありません。すべての対立が不愉快なレベルまでエスカレートするのではなく、多くの対立が、話し合いによって、むしろ事態の改善につながるのです。もちろん不愉快なレベルにエスカレートすることもありますが、それはどちらかが故意にそれを引き起こしたときです。

対立を前向きに扱っていくために参考になるのは、「私」を主語にして話すことです。誠意を持って、自分の気持ち、自分のニーズを話している限り、対立が破滅的な結果につながることはまずありません。対立が争いに発展するのは、相手について決めつけるような物言いをする場合です。132ページの「境界線」の話で言えば、相手の敷地内に入りこんで相手についての決めつけをしてしまえば、相手はとても不愉快になるでしょう。しかし、こちらの敷地にとどまって、自分の気持ちや希望を話している限り、相手は不愉快にはならないはずです。

たとえば、自分はAというやり方が効果的だと思っているけれども、相手はBというやり方が効果的だと思っているような場合に、「私はAがいいと思う。Bだとすると、〇〇になるのではないかということが心配だ」と話せば、相手は賛成してくれるかもしれないし、「××だから、〇〇ということにはならないと思うよ。Bでも大丈夫」「〇〇ということになったとしても、△△というふうに解決できるから大丈夫だよ」というように、さらなる情報を提供してくれて話し合いが深まるかもしれません。しかし、「Bなんて、うまくいくわけがないでしょう」などという決めつけをしてしまうと、相手はカチンとくるかもしれません。対立は、扱い方さえ間違えなければ、関係を深めることにつながるのです。

対人関係のポジティブな体験に目を向けていく

役割不安が強く、対人関係における危険にばかり焦点を当ててしまうと、意見や気持ちを分かち合ったり、一緒に笑い合ったり、新しい人と出会って刺激を受けたり、というポジティブな側面を逃すことになります。

この状況から抜け出すためには、人とふれ合うときに感じる単純な喜びに目を向けていくことが役立ちます。人間は社会的動物ですから、他人にほめられれば嬉しいものですし、お互いの気持ちに共感し合うことができれば温かい気持ちになるものです。また、自分が関心を持っていることに他人も関心を持ってくれれば仲間意識が芽生えるでしょう。どうしても一歩を踏み出せないときに誰かが親身になって励ましてくれるとやる気になったりします。

これらのことを素直に感じられない人は、「自立している人間は、他人から支えられる必要などない」とどこかで思いこんでいることが多いものです。これも、身近にそういうメッセージを発している人がいた場合が多いです。「人からほめてもらえないと嬉しくないなんて、なんて未熟なことだ」と批判されたり、「自分が本当に関心を持っていることなら他人がどう思おうと気にならないはずだ」と言われたり、「他人から励まされなければやる気にならないなんて、甘えている」と言われたりしてきているのです。しかし、これもまた必ずしも正しい情報とは言えず、人間は他者とのつながりのなかに喜びを感じるのが当然なのです。とても緊張するスピーチですら、自分の気持ちを人と分かち合おう、というところに意識を集中させると、緊張が和らぐものです。45ページでご紹介したタロウさんのように、相手に伝えるということに集中すると社交不安障害の症状ですら気にならなくなる人がいることは事実です。

第10章　社交不安に対処する上で役に立つ考え方

まずはハードルの低いところから新たなパターンを試す

社交不安障害の治療のなかで新たな対人関係パターンを試していくときには、できるだけハードルを低くします。治療による変化を起こしていくことに不安がともなうのは仕方のないことではありますが、その不安を「ぎりぎり耐えられるレベル」に設定していくのは重要です。そうしないと、試してみようという気持ちを奮い立たせることもできなくなってしまいます。

ハードルを低くするために、「自分のペースでやっていく」という考え方が役に立ちます。人とのかかわりについての条件を、できるだけ自分のコントロール下におくのです。たとえば、同じ電話でも、相手からかかってきた電話に出るのか、自分からかけるのかでは、大きな違いがあります。相手からかかってくる場合には、「いつかかってくるか」というタイミングを自分でコントロールできないからです。「電話で話す」という条件は残してチャレンジするのであれば、「話すタイミング」という条件は自分のコントロール下に置くことで、ぐっとハードルを低くすることができます。具体的には、相手からかかってきた電話には出ずに、職場の電話であれば誰かにとってもらい、自分の携帯電話であれば着信履歴に残しておいて、こちらから改めてかけ直すというやり方をとることができます。あるいは、「電話で話す」という条件だけでもハードルが高すぎるように感じられたら、まずはメールであらましを伝えるという手もあります。「後ほどこちらからお電話して、○○ということをご相談したいと思います」とあらかじめ伝えておけば、電話での話題もある程度自分でコントロールすることができるでしょう。コントロール感覚は不安とつきあう上でとても重要なことです。

もうひとつは、対人関係の難易度のハードルを下げるというやり方です。いきなり「本丸」を攻めるのではなく、周辺から固めていくのです。人との関係を作ることへの不安が強い場合に、ただ人とお茶をしておしゃべりするなどという状況にいきなり挑むのは難しいことです。適切な話題を選ぶ、話しかける、会話にメリハリをつける、空気を読む、など、社交の場には必要とされる技能が多すぎます。それよりも、趣味のワークショップなど、課題が決まっている場に一参加者として参加するほうが、話題を選ぶ必要もなければ、自分から話しかけなくても会話に参加しやすいでしょう。そのような場に参加できるようになり、友人ができれば、お茶をするというような状況も、前ほど圧倒的な感じがしなくなるかもしれません。

ハードルの低い人間関係としては、仕事における人間関係が挙げられます。人によっては、仕事は「自分という人間を評価される場所」としてむしろ不安が刺激されてしまうということもありますが、一般に、仕事における役割は定義がはっきりしているため、「得体の知れない不安」が少ないのです。そこで話すべきことも基本的には決まっていますし、仕事上の社交辞令にしても、「相手をリラックスさせる」など目的が決まっていますので、取り組みやすいのです。仕事の領域で自信をつけると、そうでない人間関係においても新たなパターンを試してみようという気持ちになってきます。まずはハードルの低いところから始めることが、不安に対して不安になるという悪循環をできるだけ抑えることにつながります。

どんな人にも不安があることを忘れない

どんな人にも不安を感じる状況があるということを忘れないようにするのも大切です。そもそも、16ページで述べたように、不安を感じるというのは人間の一種の能力ですから、それが全く欠けているのは逆に問題だとも言えます。不安がないように見える人であっても実際は不安を感じている場合が多いものです。

不安を恥ずかしく感じないために、ことさらにそれについて口に出してしまうということもひとつのやり方です。次のツガオさんの例を見てください。

ツガオさんは、人前で字を書くことに強い恐怖を感じていました。手がふるえているのを見破られると思っていたからです。ところが彼は営業職だったので、先方で書類に記入しなければいけない仕事が実際にありました。彼はそんなとき、限りない恐怖を感じながら、相手から隠すようにして字を書いていました。オドオドして、隠れるように字を書く彼は、相手に好印象を与えることはありませんでした。もちろんツガオさんはコソコソと隠すように字を書く自分を誇らしく思うわけがありませんので、そういう行動を繰り返すほど、自己肯定感は下がっていきました。社交不安障害に典型的な悪循環に陥っていたのです。

そんなツガオさんに試みてもらったのは「自分は緊張症」と公言することでした。先方で書類を書かなければならなくなると、「僕、緊張症なので、じっと見られると手がふるえて変な字になっちゃうんですよね。ちょっと後ろ向いて書類書いていいですか?」とあえて軽い調子で言ってみたのです。もちろん、それは簡単なことではなく、軽い調子で言えるように、治療のなかで練習した後のことでした。

相手は笑い出し、「本当に緊張する人は緊張症なんて言わないよ」と、冗談のように受け取ってくれました。それまで硬かった相手との関係も好転したようでした。

人から笑われる前に自分から話題にして笑わせてしまう、ということは処世術としても知られていることですが、社交不安障害においても有効なやり方です。社交不安障害においてこのやり方をとる場合に注目したいことには特に二点あります。ひとつは、相手の反応をかなりの程度コントロールできるという点です。「いつ見破られるか」とビクビクしている限り不安からは解放されませんが、それを話題にして笑わせてしまえば、ビクビクするのをやめることができます。もうひとつは、相手と本当の意味で「コミュニケーションしている」という点です。相手の立場に立ってみれば、背を向けて隠すようにコソコソ書類に記入している営業マンよりも、「僕、緊張症なので」と話しかけてくれる営業マンのほうが親しみを感じやすいでしょう。ツガオさんも、自己開示することによって関係性が好転したわけですが、そのことによって、次のコミュニケーションもとりやすくなります。

予期不安は人に話す

社交不安障害の苦しさのひとつに予期不安があります（38ページ）。「そのとき」がくる前に、いろいろな不安を想像してしまうのです。予期不安によって、不安の対象は実際よりも恐ろしく感じられるものです。

予期不安に自分ひとりで対処するのは困難です。不安は「感じないようにしよう」と思えば思うほど不安になるからです。不安をありのままに受け入れるというプロセスを踏まなければ、不安を和らげることはできないのですが、「感じないようにしよう」と思うことはそれとまさに逆行することになります。

予期不安についても、ありのままに受け入れるプロセスが大切です。そのために役に立つのは、人に話してみるということです。その際、話す相手を選ぶ必要があります。「そのくらいのことはふつう、気にしないものだ」と否定するような人だと、かえって不安が強まる結果になってしまうでしょう。ですから、話しても安全な人に話すということが重要です。「それは心配だよね。でもきっと大丈夫だと思うよ」というような姿勢で温かく対応してくれる人がよいでしょう。

「役割をめぐる不一致」を起こさないための安全策として、「自分は不安を話すことで楽になるから、ただ聞いてほしい」とはっきりと伝えておくこともよいやり方です。そうしないと人は「問題を解決してあげなければ」と思い、「そのくらいのことはふつう、気にしないものだ」というようなアドバイスをしてくることになります。109ページでご紹介したシラネさんは、母親に対してそのように伝えることでうまくいった例です。

相手の事情を考えてみるという視点

私の患者さんの経験からは、社交不安障害へのひとつの対処法として、相手の事情を考えるという習慣をつけることが役に立っています。

社交不安障害という病気は、一見、相手のことばかり考えているように見える病気です。「相手が自分をどう見るか」ということに意識が集中しているからです。

ところが、実際の状態を見ると、その反対であることがわかります。たとえば、自分が何かを発表しているときに、クスクス笑った人がいる、という場合。社交不安障害であれば、「自分の話し方がどこかおかしかったのだろう」と感じる人が多いものです。

でも、実際には、その人は全く関係のないことで笑ったのかもしれません。あるいは、確かに話を聞いて笑ったのかもしれませんが、それがそのまま「自分の話し方がどこかおかしかった」ということを意味するのではないのです。人間にはそれぞれの事情があるもので、全ての人が適切な行動をとれるわけではありません。社交不安障害の人は、自分はどこかおかしいと思うあまり、自分以外の人は完ぺきなふるまいをしているかのように思っているのですが、全くそんなことはないのです。自分の話を聞いて相手がクスクス笑ったとしても、「自分の話し方がどこかおかしかった」という可能性だけではなく、「相手が笑うべきではないことで笑った」という可能性もあるのです。

社会人としての良識を考えれば、むしろ後者の可能性のほうが高いでしょう。自分以外の人の不完全さを受け入れていくことも、社交不安障害からの回復につながります。

うつ病で治療を受けに来た二十代の女性フジさんは、十年近く続いている社交不安障害も持っていることがわかりました。フジさんの家族との関係を聞いていくと、虐待的な父親がいることがわかりました。些細なことで爆発的に腹を立てられることが多く、フジさんは常に「自分が父親を怒らせるようなことを何かしてしまったのではないか」ということを気にしていると言います。このパターンは他の人間関係にもおよんでおり、人の顔色をうかがい、自分が相手を不快にさせるようなことをしていないか、ということを常に気にしていました。

フジさんの父親についてよく話を聞いていくと、不遇な育ち方をしている人であることがわかりました。また、父親は対人関係が全般に苦手で、親しい人もおらず、仕事は続いているもののかなりのストレスになっている様子でした。

父親が爆発した最近の例を詳しく話してもらうと、父親に余裕がなくなってパニックになったときが多いということがわかってきました。パニックになると爆発する人は多いものですが、フジさんの父親もまさにそのタイプでした。その状況で父親がどれほど余裕を失っているか、ということを、フジさんも理解することができました。そして、父親が余裕のなさそうなときには距離をとる（それまでのフジさんは、父親の様子がおかしくなってくると、「自分が何とかしなければ」

と思ってしまい、いろいろと話しかけていました）、父親が爆発してしまったときは、「余裕がなかったのだな」という目で見て、フジさんの問題として見ない、などというやり方を工夫しました。その結果、父親との関係は驚くほど好転しました。父親は相変わらず余裕がなくなると爆発しがちではありましたが、そんな父親から受けるストレスは大幅に減りました。さらに、フジさんは、それ以外の人との関係のなかでも同様の工夫を考えるようになりました。

フジさんの父親は「余裕がないときには不適切なふるまい方しかできない人」であったと言えます。もちろん身近な人が爆発するということは愉快な経験ではありませんが、それを「自分が父親を怒らせるようなことを何かしてしまったのではないか」と受け止めるのではなく、「父親はそういう人だから」と受け止めることによって、ストレスのレベルも変われば、自己肯定感も変わります。そして、父親との関係を、新たな切り口でうまくコントロールできるようになったという事実が、フジさんの自己肯定感をさらに高めました。そのことが、それ以外の人との関係性も変えていこうという動機につながったのだと言えます。

なお、相手の事情をよく考えてみようにも詳細がわからないということもあります。そんなときには、「怒っている人はパニックになっている人」というふうに考えてみるととても役に立ちます。自分のことを振り返ってみても、感情的に怒ってしまうときというのは、「予定が狂った」「自分のキャパシティを超えた」というような理由によってパニックを起こしているときだとわかると思います。フジさんの父親はそのわかりやすい例です。感情的に怒っている人でパニックになっていない人はいない、と断言してもかまわないくらい、この原則は一般にあてはまりますので、活用してみてください。相手がパニックになっているのだな、と思うと、「自分の問題」ではなく「相手の問題」として見ることができ、社交不安もぐっと和らぎます。

治っていく過程での身体症状の扱い

対人関係療法を行っていくと、全体として、症状は対人関係の成果よりも何歩か遅れて改善していきます。ところが、対人関係のやりとりに自信がついてきたときに強い身体症状が出たりすると、「ああ、対人関係に自信がついても症状はよくならないんだ」と絶望的になることもあります。その気持ちはよくわかりますが、ここは重要なポイントです。社交不安障害が病気でなければ、「自信がつく＝苦しみがただちに解消される」ということになるでしょうが、病気はそんなに単純なものではありません。たとえば、風邪であっても、確かに休養を十分にとって快方には向かっているのだけれどもまだ咳が出る、というようなことはよくあります。そういうときに「昨夜はぐっすりと眠れてだいぶ身体が楽になってきたと感じたのに咳が出たということは、全然治っていないということなのだろうか。自分の風邪は一生よくならないんだ」と思いつめるでしょうか。そんなことはないと思います。ただ、「風邪はよくなってきているけれども、まだ咳が出るんだな。引き続き注意しよう」と思うのではないでしょうか。

どちらも病気という点では同じであるのに、風邪と社交不安障害でとらえ方がこんなにも違うということは、もちろん病気自体の慢性度や複雑さもありますが、なんと言っても、風邪の経過はよく知られているけれども社交不安障害の経過はあまり知られていない、というところに最大の理由があるのだと思います。これは、本書で繰り返しお伝えしている「コントロール感覚」の問題につながります。風邪はよほどこじらせない限り、だいたいの人にとって「こういうことに注意すればだいたいこれくらいで治る」ということがわかっています。こじらせたときですら、「ああ、○○のせいでこじらせたな」と認識することができます。そういう意味では、風邪という病気はコントロール範囲内の病気なのです。でも、社交不安障害の場合には風邪ほど知られていませんから、治療のプロセスのなかで対人関係上の自信がついてきても、身体症状はしばらく続くということがよく理解されていないのです。

なぜ、対人関係に自信がついても身体症状が起こるのか、ということですが、不安障害における不安反応は、理屈を超えているのが特徴です。状況をよくよく咀嚼《そしゃく》して不安になる、というのではなく、ほとんど条件反射なのです。社交不安障害の場合は、「人前で話す──→不安でドキドキする」というところが、理屈を介さずにつながっているわけです。条件反射は、いくら理屈を言っても効果がなく、新たな条件付けをしていくことでしか変わりません。そして、人間は機械ではありませんから、新たな条件付けにはある程度の時間がかかります。それが、対人関係に自信がついてから、実際に不安反応が収まってくるまでの、時間的なギャップなのです。「では、不安反応はいつ収まるのか」というところに目を向けてしまうと、結果として不安反応は気になり続けると思います。不安反応についてのコントロール感覚が持てないからです。それよりも、「不安反応が起こる＝単に、以前のパターンが続いているだけ」と認識することができれば、はるかにコントロール感覚を持てるでしょう。その時点で、不安反応そのものが、あまり意味のないものになってきます。以前は、「不安反応が起こる＝自分は人間としておかしい」ということだったのと比べれば、その存在感がずっと小さくなるでしょう。

社交不安障害の身体症状はある日すっきりと治るようなものではなく、一進一退を繰り返しているように見えながら徐々によくなっていくものです。「やっぱり何もよくなっていない」と思ってしまうことが、症状に実際以上の力を与えてしまうということになります。身体症状が出たら、「また症状が出たな」と思いつつ、引き続き精神面の安定をはかる努力をしていけばよいのです。最悪だったときの自分と比較して改善したところを探すのはよいやり方です。「やっぱり何もよくなっていない」わけではなく、かなりよくなってきているのです。そうやっていくプロセスそのものが、社交不安障害を治していくということだと言えます。

第11章
「治療を終える」という考え方を、病気への取り組みに生かす

本書をお読みの皆さまの多くが、実際に治療者から対人関係療法を受けているというわけではないと思います。ですから、「治療を終える」というテーマは直接関係ないかもしれません。しかし、治療を終えるにあたってのまとめの仕方は自分の達成したポイントを振り返る役に立つと思いますし、治療関係を終えるというテーマは、自分にとって役に立ってくれた人との関係を終えなければならないときに役に立つと思います。そんな観点から以下をお読みいただけると、社交不安障害を治していくということのイメージを深めていただけると思います。

なぜ治療を「終える」必要があるのか

対人関係療法は期間限定の治療法です。社交不安障害に対して今まで行われてきている研究は十四～十六回の面接で完了するデザインになっています。週一回の面接であれば、せいぜい四ヵ月ですから、それまでの長いあいだの苦しみを考えれば非現実的にすら思われるでしょうが、理由のあることなので説明させていただきます。

対人関係療法は、他の病気に対しても、常に「期間限定」で行われるものです。その理由にはいくつかありますが、一番の理由は治療法としての集中度を上げることです。そうは言っても十六回などで治療を終えることができるわけがないと思われるかもしれませんが、対人関係療法では治療の目標と戦略がかなり絞られているために、それが可能になっています。つまり、本書で述べてきたように、「現在進行中の」対人関係のみを扱い、それも、ひとつかふたつの目立った問題領域を、社交不安障害の症状と関連している範囲に限って扱う、というやり方だからです。

対人関係療法は他の病気に対しても期間限定で行われるものですが、おそらく、社交不安障害は、期間が限定されていることのメリットが最大限に発揮される病気のひとつだと思います。社交不安障害の人にとって、安心できる治療関係というのは、「恐怖する状況を避ける」ひとつの形です。新たなパターンを試すというリスクを冒すためには、この無条件の安心感は必要です。でも、それがいつまでも無期限に続くと思えば、より不安な状況に一歩を踏み出してみる気にはなかなかなれないものです。社交不安障害を治すためには、どこかで思い切った一歩を踏み出す必要があります。終わりのある治療だと思うからこそ、その期間にそれを成し遂げようと思えるのです。つまり、支えてくれる治療者が「いる間」に、思い切って不安という海に飛びこんでみようと思えるのです。

私がよく患者さんに申し上げるのは、「治療が終わってから新しいことをやってみて、失敗したと思っても、もうそれをここで話し合うことができなくなります。これから起こりそうな恐いことは、何でも治療の間にやってみてください。治療を受けている間であれば、たいていのことは何とか対応できるものです」ということです。この言葉によって動いてくれた人は少なくありません。

もちろん、治療でよい成果が上がった場合、あるいは目標達成のためにはもっと時間が必要だと思う場合には、治療を延ばしたいと思うのが人情でしょう。でも、対人関係療法では、限定された期間は固く守られます。今までの研究データからも、実質的な進歩のためにはそのくらいの期間で十分であることが知られています（もちろん、すべての患者さんについてそれが正しいわけではなく、臨床的な判断で追加治療を考えることはあります）。治療の終わりに不安を感じるのは当然のことですが、それを認めつつも、学ぶべきことは学んだ、あとは実生活で練習を積み重ねるだけだ、というふうに思えるようになることが目標です。これも、社交不安障害の治療の一部なのだというふうに考えていただいています。どれほど長い治療を受けても、対人関係における不安がゼロになることはないのです。それは病気でない人も同じです。挑戦して、結果を冷静に見つめる、というやり方をすでに学んだのですから、あとはやってみるしかありません。

治療が終わるときに出てくる気持ち

治療者との間に安心できる関係を築いてきた患者さんにとって、治療が終わるということは決して簡単なテーマではありません。特に社交不安障害の方の場合、治療者に対してさらけ出したほど自分の本音を誰かに伝えたことがない、ということもありますので、治療関係は特別のものと感じられるでしょう。ですから、治療が終わることは難しい時期なのです。親しく本音を話せるようになった関係をひとつ失うという側面もあるし、サポート源を失うという側面もあるからです。そんななかでは、症状のいくつかは悪化したり再発したりすることもあります。それらは通常一時的なものです。治療を終える時期は、「役割の変化」の時期です。古い役割を惜しみ、その喪失についてネガティブな気持ちがいろいろと出てきますし、新しい役割についての不安がたくさん出てきます。そんななかで社交不安障害の症状も強まって見えることが一般的です。「こういう時期にはあたりまえの気持ち」として肯定するとともに、新たな役割が「できる」と感じられるように治療における進歩を振り返ることが必要です（次項）。

進歩を振り返る

治療の終結期には、治療において進歩した領域を振り返っていきます。対人関係療法を実際に行う場合には、達成されたことを治療者が繰り返し強調しながらまとめていくという形をとりますが、これは自分でもできる作業です。そのなかで大切なことは、何が前進を可能にしたのかという重要な要素を考えてみることです。社交不安障害の人の場合、治療者のおかげで進歩したのだと思っており、自分自身が果たした役割を過小評価することも多いものです。そのように自分を過小評価することが、社交不安障害という「古い役割」の考え方なのだということを認識しましょう。これは治療を受けていない方でもそうなのですが、自らの成功体験を「偶然うまくいった」とか「たまたま相手が優しい人だったから」と総括していることが多いものです。

社交不安障害の方の自信のなさを考えれば当然のことかもしれませんが、まずは、そこに自分が参加していたという事実を認めましょう。確かに「たまたま」恵まれた要素があったのかもしれませんが、自分が何かしらのリスクを冒してその場に参加していなければ、成功体験もありえなかったはずです。また、「たまたま」がどれほど続いているか、ということもどこかの時点からは意識していくべきです。十六回の面接のあいだ、特に中盤からは毎週のように成功体験を積み重ねた患者さんが、治療の終結期になってまで「今回はたまたまうまくいっただけかもしれませんが……」

と言っていました。「たまたまもここまで続くと実力だということではないですか？」と聞くと、苦笑してようやく認めていました。

「たまたま」ばかりでもないということに納得していくためには、「なぜうまくいったのか」という検証をしてみましょう。いつもの自分とどこが違っていたのかということを認識することができれば、結果に自分も責任を負っていたということを理解することができるようになります。この、「結果に自分も責任を負っている」という感覚は、自己肯定感を高めていくためにはとても重要な感覚です。

今後も進歩が可能な領域を振り返ることも、治療のまとめになります。社交不安障害は慢性の障害であるため、治療の終わりの時点でまだやるべきことが多く残っているものです。不安がある程度のレベルまで下がった後でも、患者さんが生産的な形で人とのやりとりができるようになるためには時間がかかるでしょう。今後も進歩が可能な領域を振り返る際には、「まだこんなことができていない」と考えるのではなく、「まだまだよくなる余地がある」と考えてください。また、「もうこんなにできるようになった」ということにも目を向けましょう。

第12章　家族にできること

社交不安障害は治療可能な病気であることを明確に認識する

本書の内容をお読みいただくことそのものが、社交不安障害の方のご家族にも役に立つと思います。社交不安障害が病気であって、治療可能であるということを知ることは、ご家族にとっても安心できる指針になるはずです。どうしたらよいかわからない、という状態が人間にとってはもっともつらいもので、いわゆる「家族の不適切な対応」と言われるものも、そういう心境のなかでの試行錯誤のプロセスであると言えます。ご家族も人間ですから、対応が不適切だと言われて気持ちのよいことはないでしょう。「家族が悪い」と言われてしまうと、ますます不適切な試行錯誤が増えてしまう可能性もあります。ですから、本書をお読みいただき、病気としての社交不安障害をよく知っていただきたいと思います。今まで「どうしてあんなふうに考えるのだろう」と患者さんについて疑問に思ってきたことの多くが、社交不安障害の症状であることをご理解いただけると思います。

ご家族にやってほしいことのなかで最も重要なことは、社交不安障害という病気をよく知るということです。社交不安障害の主症状である不安は、正常な感情として私たちにとって身近なものなので、病気だということをはっきりさせておかないと、認識がぐらつきがちです。一番ぐらつくのは患者さん本人ですが、それは病気の性質上仕方のないことですから、せめてご家族は一貫して「病気」という認識を持っていただきたいと思います。

たとえば、「やっぱり自分は弱いからできそうもない」とご本人が言ったら、「弱いからではなくて、病気の症状のために、できそうもないと思ってしまうのね。やっかいな病気ね」と返してあげるとよいと思います。ご本人が何らかの成功体験をしたら、「病気の症状があるのに、新しいパターンを成功させられたなんて、本当にがんばったのね」とほめてあげてください。それは事実なのです。

本人の感情を肯定する

次にご家族にお願いしたいのは、ご本人の話をよく聞き感情を肯定するという仕事です。感情を肯定することは社交不安障害の治療において大切な要素ですが、やはりご本人は病気の性質上、かなりのハンディを背負っています。ですから、ご家族が一貫して感情の正当性を認めてあげていただきたいのです。

なかには、ご家族の価値観に照らして、「こんな感情を抱くなんて」と思うようなこともあるかもしれません。でも、感情は、どんな感情であっても、本人が感じている限り「正しい感情」なのです。ご家族とご本人は、生まれた年代も、育った環境も違いますし、なんと言っても現在は病気を持っているかどうかという点で全く違うのです。ご本人は、病気の症状そのものにも苦しんでいますし、ご家族に対して申し訳ないという気持ちも持っています。同じことをめぐって、感じ方が違うことは多々あると思います。それでも、ご本人が感じている以上は正しい感情である、と確信していただきたいと思います。

正しい感情には違いないのだろうけれども、もう少し詳しく様子を聞きたいということもあるでしょう。ご本人にとって、自分の気持ちに関心を持って質問してもらえるというのは悪い体験ではありません。ただ、気をつけておきたいのは、「どうしてそんなふうに思うの？」という聞き方だと、まるで「そんなふうに思うのは不適切だ」と責められているかのように聞こえることがある、ということです。特に社交不安障害の方はネガティブな評価に敏感ですし、実際にそれまでの人間関係を調べてみると身近に批判的な人がいたことが多い、というのは55ページで述べた通りです。自分の気持ちを話すというのはご本人にとってかなりデリケートなテーマであるということを認識した上で、追加情報を聞きたいと思うときは、「そこのところをもう少しよく理解したいから、詳しく教えてくれる？」というような、患者さんへの温かい関心が感じられるような聞き方をしていただいたほうが安全だと思います。そうしないと、それきり口をつぐんでしまうことにもなりかねません。

前項で述べた「病気としての認識」の復習になりますが、病気の症状としての感じ方を聞くときにも、「どうしてそんなふうに感じるの？」という姿勢ではなく、「そんなふうに感じる病気になっていたら、つらいでしょうね」という姿勢を忘れないようにしましょう。

新たなパターンは本人のやり方で試してもらう

社交不安障害という病気に取り組んでいただく上で、ひとつ心配なことは、新たなパターンを試すという課題をご家族のペースで進められることです。たとえば、「多少の不安は我慢して人間関係の量を増やすようにと書いてあるわよ」と、ご家族にとっての「多少の我慢」をさせようとして、ご本人を追いつめるような形になってしまうと、本書の趣旨が生きてきません。社交不安障害の治療において大切なことは、コントロール感覚を取り戻していくことを通して、「自分でできる」という自信をつけ、自己肯定感を高めていくことです。そのためには、できるだけ自分で納得しながら自分のペースで課題を進めていくことが大切です。確かに多少の不安は我慢することが必要にな

ります が、あくまでも本人から見た「多少の不安」であるべきです。自分で「この不安は我慢して、新しいパターンに集中することが大切だ」と納得した上でなければ、得体の知れない不安に振り回されることになってしまい、かえって逆効果です。

前進については、ご本人に任せ、ご家族は、ご本人が前進していくなかで出てくる不安やさまざまな感情の受け皿になる、というような役割分担がよいと思います。その際のポイントとなるのは、先ほど述べたように、病気と人格を混同しがちなご本人に対して「病気」というスタンスを明確にすることと、ご本人が感じている感情は正当なものだと肯定することです。ご家族の役割はそれだけだと言ってもよいくらいです。もちろん、ご本人が新たなパターンを試してみる上で、協力を要請してくることがあったら、協力してあげてください。基本的にはご家族は受動的な立場で、ご本人の動きに合わせて適切な対応をする、というのが最も安全だと思います。ただし、受動的であること（本人のペースに合わせること）と、手抜きをすることとは全く別です。たとえば話を聴くときにはよく聴いてあげていただきたいと思います。

親しい関係で攻撃的になる人の場合

社交不安障害の方のなかには、不安を感じずにすむ人との関係のなかで、抑えている感情が爆発し、攻撃的になったりするケースがときどきあります。社交不安障害という病気を抱えていることとは苦しいことですし、特にそれを自分の人格の問題だととらえていると絶望的になってしまいますから、爆発したくなる気持ちもわかります。また、過保護な家族などに対しては、息苦しさを感じると、ぶっきらぼうな言葉で排除しようとしたりすることもあります。

社交不安障害の方の攻撃的な言動に対しては、ふたつの姿勢のバランスをとることが必要です。ひとつは、ご本人の不適切な言動を「病気の結果」として共感的に見ることです。これだけ日ごろから自分を抑え自分を責めて暮らしていたら、自分のなかに不健康なエネルギーがたまっていきますから、攻撃的になるのも仕方がない、ということです。

第二の姿勢として、「抑えるか、爆発するか」ではない人とのやりとりを示していくことも必要です。攻撃的な言動では、結局のところ、肝心なことは伝わらないからです。ただ、私の臨床経験からは、「爆発しても伝わらない」というアプローチは社交不安障害には適していません。病気の本質は「爆発」にあるわけではなく、患者さん自身が誰よりも感情的になる自分を恥じているからです。「爆発」というところを強調してしまうと、自分を恥ずかしく思う気持ちが刺激され、そんな自分を隠さなければ、とますます社交不安障害が悪化します。「抑えていたら伝わらない」という、治療の本筋を進めていくことで、抑えることとセットで出てくる爆発のほうは収まってくるものです。ご家族からすると、やはり「爆発」のほうが目につきますのでそちらから介入したくなるものですが、それは逆効果になることが多いということを覚えておいていただきたいと思います。

おわりに　――社交不安障害から回復するということ

本書をお読みいただいて、社交不安障害に対する対人関係療法のイメージをつかんでいただけたでしょうか。おそらく、現時点での感想は、「考え方はわかったけれども、そんなにうまくいくとは思えない」というものでしょう。それで十分です。実は、きちんと対人関係療法を受けた人でも、十六回の治療を終えた時点では、それと大差ない程度の感じ方なのです。社交不安障害に限らず、対人関係療法の効果は、治療終結後に伸びることが知られています。治療期間中に必要なことを学んだら、あとは日常の人間関係のなかでそれを繰り返し実践していくと、だんだんと実力になり、自信がついてくる、ということなのだと考えられています。特に社交不安障害の場合は、ずいぶん長い間病気特有のパターンのなかで暮らしてきているわけですから、「勇気を出して話してみると、思ったよりもよい結果がえられます」と言われても、そして、実際によい結果がえられても、一回や二回では納得できないのが当たり前です。「たまたまうまくいったのだろう」と思う時期を通って、いつの日か、「本当にうまくいくのかもしれない」と思えるようになるのです。それは必要なプロセスであって、近道はないのだと思います。

私は、すべての病気に何かしら学べる要素があると思っています。うつ病からは、「休んでも大丈夫」「人に頼っても大丈夫」ということを学べますし、摂食障害からは「マイペースでも大丈夫」「人に自分の気持ちを話しても大丈夫」ということを学ぶことができます。病気は確かに苦しいものですが、病気にでもならない限り学べないことも確かにあるのです。

では、社交不安障害からは何が学べるでしょうか。私は、「人間性の受容」が学べると思っています。本書のなかでも述べてきましたが、相手そのものに関心を向けることは、社交不安障害の症状を楽にします。また、相手の不完全さを受け入れることも、社交不安障害の治療にプラスです。人間としての相手を見て、相手が実際に感じていることを知り、受け入れていく、というプロセスが、成功する治療のなかでは必ず起こります。そして、その結果として、社交不安障害をこじらせている、自分に対する評価も手放すことができるのです。人前で話すときに緊張するのは、恥ずかしいことではなく、むしろ人間らしいことなのだと、自分自身のことも受け入れられるようになると、社交不安障害は治ります。

こうして見てみると、社交不安障害の治療に近道がないとしても、絶望すべきことではないと思えるのではないでしょうか。日々のプロセスのなかで、社交不安障害という強烈な環境を与えられ、人間性の受容を学んでいるのだ、と思えれば、ただの不運な病気という以外の側面を見ることができると思います。

本書でご紹介した対人関係療法は、まだまだ「どこででも受けられる治療法」ではありません。現時点でのお勧めは、抗うつ薬を服用すること（これはどの地域でも可能です）、そして、認知行動療法（あるいは、よほど運がよければ対人関係療法）を受けられるところがあれば受けること、となります。でも、認知行動療法を受けられるところが見あたらない、試してみたけれどもだめだった、あるいは、本書に書かれていることに共感し、この方法を自分自身でやってみたい、と思われている方は、できるだけ安心感の持てる治療者（この人にだったら何を話しても大丈夫だと思える治療者）を見つけてください。対人関係療法を専門とする人でなくてもかまいません。人間として信頼できる、安心できる、と思える治療者は見つかると思います。

ポイントは、

（1）「何を考えているのかわからない」タイプではなく、自分の味方になってくれていることがよくわかる人

（2）社交不安障害を病気として扱ってくれて、その病気の症状による自分の苦しみをわかってくれる人

（3）批判的ではなく温かい人

です。そのような治療者を見つけたら、その治療のなかで、「ちょっと違うな」と思うときには何とかして伝えてみるように心がけてみてください。また、できないと感じることは「できないかもしれない」と伝えてみてください。いつも完ぺきに伝えられなくてもよいのです。一度でも伝え

ることができれば、そして理解してもらうことができれば、全く新しい体験として自信の源になるでしょう。少しずつの取り組みで十分です。まずは「心がける」ところから始めてみてください。

対人関係療法が専門でなくても治療者を見つけることをなぜ勧めるのかというと、治療関係は、あらゆる関係のなかでもっとも安全なものになりうるからです。患者さんに安心を提供するということに治療者が専念できる特別な場なのです。本書でお読みいただいたように、新たなチャレンジは、できるだけハードルを低くして始めることが必要であり、患者さんの安心に専念できる場所から新しいパターンを始めてみるのはとてもよいことです。そして、相手は治療者という特別な立場の人だということを差し引いても、新しいやりとりから感じられる温かさと力強さは、理屈を超えて身体に染《し》みいることでしょう。

あとがき

本書は、〈シリーズ　対人関係療法〉の第二弾として出版していただいたものです。第一弾のうつ病に続いて、社交不安障害も、対人関係療法の「医学モデル」（社交不安障害は治療可能な病気であるという考え方）と、現在の対人関係という治療焦点のメリットが存分に発揮される病気です。社交不安障害が対人関係の病であることは、一目瞭然です。でも、それは、「対人関係のやりとりが不安」という症状面では注目されてきましたが、その人の対人関係が実際のところどうなっているかということは、今まで十分に認識されてこなかった視点だと思います。社交不安障害の人と周囲の人たちとのやりとりを観察すると、「あの人は私の話し方がおかしいと思っているのではないか」というように、「想像上の」相手との関係で頭がいっぱいになっていて、「生の」相手のことはよく見ていなかったり、相手の事情を知ろうとしていなかったりするのです。社交不安障害の人が感じる孤独感や疎外感、自分には対人関係能力がないという無力感は、実は、症状そのものから来るのではなく、「生の」人間関係が乏しいところから来ているのではないかと思います。

　症状はあるとしても、「生の」相手と実質的なやりとりをするようになると、人間の心には豊かな変化がいろいろと生まれてきます。自分や他人の不完全さを受け入れることによる温かい受容も生まれてきます。そんな中で、症状の相対的な重要度が下がってくると、症状も改善してきます。それが、社交不安障害への対人関係療法の真髄だと思っています。単なる対人スキルの訓練ではなく、実際の対人関係を通して、人間の温かさや自分に備わった力につながっていく治療だと思うのです。

社交不安障害への対人関係療法の適用について、快く意見交換をしてくださっているコロンビア大学のジョシュア・D・リプシッツ博士に感謝申し上げます。また、対人関係療法との出会いを与えてくださった恩師である慶應義塾大学の大野裕教授、一貫してご指導くださっている対人関係療法創始者のワイスマン教授に深謝いたします。対人関係療法の力強い理解者で、本シリーズも企画からお世話になっている創元社の渡辺明美さん、編集にご尽力くださった河田朋裕さんにも心から感謝申し上げます。

本書によって、一人でも多くの方が「社交不安障害という病気」と「自分という人格」との混同から脱し、その治療プロセスを通してご自分の真の力に触れられることを心から祈っております。

なお、本書で紹介している症例は、個人が特定できないように、複数の症例を組み合わせてあります。

二〇一〇年　二月

水島広子

［出典］

1. Kessler RC, McGonagle KA, Zhao S, Nelson CB, Hughes M, Eshleman S, et al. Lifetime and 12-month prevalence of DSM-III-R psychiatric disorders in the United States. Results from the National Comorbidity Survey. Arch Gen Psychiatry. 1994 Jan;51(1):8-19.
2. Narrow WE, Rae DS, Robins LN, Regier DA. Revised prevalence estimates of mental disorders in the United States: using a clinical significance criterion to reconcile 2 surveys' estimates. Arch Gen Psychiatry. 2002 Feb;59(2):115-23.
3. Keller MB. The lifelong course of social anxiety disorder: a clinical perspective. Acta Psychiatr Scand Suppl. 2003(417):85-94.
4. Lipsitz JD, Markowitz JC. Manual for interpersonal psychotherapy for social phobia (IPT-SP). (unpublished). 2006.

［参考文献］

対人関係療法総合ガイド　岩崎学術出版社
臨床家のための対人関係療法クイックガイド　創元社
臨床家のための対人関係療法入門ガイド　創元社
対人関係療法でなおす うつ病　創元社
DSM- Ⅳ -TR 精神疾患の診断・統計マニュアル　医学書院

［参考サイト］

国際対人関係療法学会（英語）　http://www.interpersonalpsychotherapy.org
対人関係療法勉強会（日本語）　http://www.hirokom.org/ipt/benkyo.htm

著者紹介

水島広子（みずしま　ひろこ）

慶應義塾大学医学部卒業・同大学院修了（医学博士）。慶應義塾大学医学部精神神経科勤務を経て、2000年6月～2005年8月、衆議院議員として児童虐待防止法の抜本改革などに取り組む。1997年に共訳『うつ病の対人関係療法』を出版して以来、日本における対人関係療法の第一人者として臨床に応用するとともに普及啓発に努めている。現在は対人関係療法専門クリニック院長、慶應義塾大学医学部非常勤講師（精神神経科）、対人関係療法研究会代表世話人。

主な著書に『自分でできる対人関係療法』『新装版 トラウマの現実に向き合う――ジャッジメントを手放すということ』（創元社）、『怖れを手放す――アティテューディナル・ヒーリング入門ワークショップ』（星和書店）、『拒食症・過食症を対人関係療法で治す』（紀伊國屋書店）、『自己肯定感、持っていますか?』『小さなことに左右されない「本当の自信」を手に入れる9つのステップ』（大和出版）、『正しく知る不安障害――不安を理解し怖れを手放す』（技術評論社）、『「他人の目」が気になる人へ――自分らしくのびのび生きるヒント』（光文社知恵の森文庫）、『プレッシャーに負けない方法――「できるだけ完璧主義」のすすめ』（さくら舎）などがある。

ホームページ　http://www.hirokom.org/

対人関係療法《たいじんかんけいりょうほう》でなおす 社交不安障害《しゃこうふあんしょうがい》
自分の中の「社会恐怖」とどう向き合うか

2010年3月20日　第1版第1刷発行
2025年6月10日　第1版第16刷発行

著　者……水島広子
発行者……矢部敬一
発行所……株式会社創元社
https://www.sogensha.co.jp/
〒541-0047 大阪市中央区淡路町4-3-6
TEL.06-6231-9010(代)　FAX.06-6233-3111(代)
印刷所……株式会社太洋社

ISBN978-4-422-11462-0 C0311

＜シリーズ＞

対人関係療法でなおす

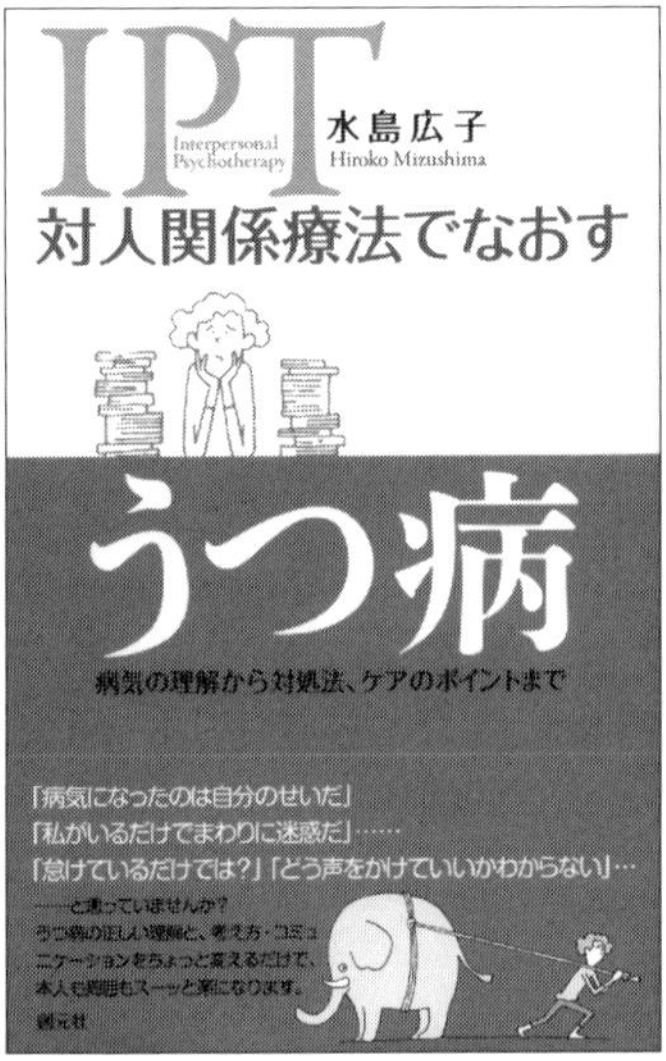

うつ病

水島広子［著］

うつ病の正しい理解から患者さん本人、
家族からのケアポイント等を
対人関係療法的な視点から
やさしくアプローチしていく一書。

A5変型判・並製・192頁・1,500円

ISBN 978-4-422-11461-3

※表示価格には消費税は含まれません